TODO SOBRE DIABETES infantil

imaginador

Fermín E. Guerrero
    Todo sobre diabetes infantil - 1a ed.
    Buenos Aires: Grupo Imaginador de Ediciones,
    2006.
    160 p.; 20 x 14 cm.

    I.S.B.N.: 950-768-544-8

    1. Diabetes Infantil I. Título
    CDD 618.924 62

La información contenida en este libro no debe suplir en caso alguno a la opinión de su médico, ni utilizarse en casos de emergencia médica, ni para realizar diagnósticos, o para concretar tratamientos de enfermedad o condición médica alguna. Se debe consultar siempre y, en todos los casos, a un médico calificado, tanto para el diagnóstico como para el tratamiento de cualquier dolencia y de la totalidad de los problemas médicos.
Este libro sólo contiene material de divulgación, y ésa es su única finalidad.

Los editores

Primera edición: febrero de 2006
Última reimpresión: agosto de 2006

I.S.B.N.: 950-768-544-8

Se ha hecho el depósito que establece la Ley 11.723
© GIDESA, 2006
Bartolomé Mitre 3749 - Ciudad Autónoma de Buenos Aires
República Argentina
Impreso en Argentina - Printed in Argentina

Este libro se terminó de imprimir en Gama Producción Gráfica S.R.L., Zeballos 244, Avellaneda, en agosto de 2006 con una tirada de 2.000 ejemplares.

CAPÍTULO 1

 ¿Qué es la diabetes?

Un poco de historia

Pocas enfermedades se conocen tanto desde tiempos remotos como la diabetes. En Egipto, en el año 1500 a.C., se realiza una descripción clínica de esta enfermedad en el papiro de Ebers, en el que se informan algunas de sus características y se mencionan medidas para su manejo y control.

Más adelante, en escritos de médicos romanos, griegos y árabes, vuelven a aparecer descripciones sobre el cuadro clínico y cómo tratar este trastorno.

Desde el principio hasta la actualidad

El nombre "diabetes" fue acuñado por el filósofo griego Arateus, reconocido por una profunda inclinación hacia la medicina. Definió a la diabetes como "una maravillosa dolencia, poco común en los hombres, en la cual la carne y los miembros se disuelven en la orina. Su causa es la naturaleza fría y húmeda, como la hidropesía, dado que el paciente nunca deja de formar agua. El paciente vive con insaciable sed e ingestión, necesita tomar excesiva cantidad de agua, la cual es desproporcionada a la gran cantidad de orina que se produce. De abstenerse de tomar agua tanto la boca como el cuerpo se secan y las vísceras se asemejan a las de una persona con severas quemaduras. El paciente presenta náuseas, inquietud y sed".

Sin embargo, a pesar de que en algunos detalles se trata de una descripción clínica bastante cercana a la realidad, hubo que esperar hasta el siglo XIX, cuando el médico Bouchardat propone un tratamiento de la diabetes basado en la alimentación y en el ejercicio.

El primer avance significativo en el control de la diabetes mellitus tuvo lugar a principios del siglo XX cuando los investigadores Banting y MacLeod, de la Universidad de Toronto (Canadá), lograron identificar a la carencia de insulina como la causa de la diabetes. A partir de este hallazgo y durante muchas décadas, los pacientes insulino-dependientes recibieron insulina de origen animal hasta que, en 1992, se comenzó a utilizar por primera vez la insulina aislada del páncreas.

Definición y aspectos generales de la enfermedad

La diabetes, una enfermedad crónica, se produce cuando el páncreas no fabrica la cantidad de insulina que el cuerpo necesita, o bien la fabrica, pero con una calidad inferior. La insulina es una hormona que se encarga de transformar en energía los azúcares que se encuentran en los alimentos. Si falla, se produce un aumento excesivo del azúcar que contiene la sangre (esto se conoce como hiperglucemia).

Algo más que exceso de azúcar en la sangre

El nombre científico de la enfermedad es diabetes mellitus, que significa "miel". Hasta el siglo pasado, no se había podido comprobar que el aumento de azúcar en la sangre fuera la principal característica de la diabetes. Pero fue entonces cuando se pensó que el páncreas debía segregar una sustancia que fuera capaz de regular el metabolismo del azúcar. La sustancia, insulina, fue descubierta en 1921 y gracias a ella gran cantidad de diabéticos han podido llevar una vida prácticamente normal.

La diabetes no es solamente una enfermedad originada por un exceso de azúcar en la sangre, como se creía hasta hace algunos años. En realidad es un trastorno del metabolismo de los hidratos de carbono, los lípidos y las proteínas. El cuerpo del diabético es incapaz de utilizar y almacenar adecuadamente la glucosa. En consecuencia, se produce una acumulación de este elemento en la sangre en cantidades superiores a lo normal. La causa de todo el proceso es la carencia total o parcial de la hormona, llamada insulina.

Un problema alimenticio

Una persona sana ingiere hidratos de carbono, proteínas y grasas. El alimento es digerido en el estómago y luego se absorbe en el intestino delgado. El hígado interviene en el metabolismo de los alimentos. Una parte se transforma en glucosa, que entra en el torrente sanguíneo y estimula al páncreas a que produzca insulina. La función de la insulina es permitir que la glucosa entre en las células para aportarles energía. Se puede decir que la insulina abre las puertas de las células para que la glucosa pueda ingresar.

Cuando una persona diabética se alimenta, el páncreas no produce la insulina necesaria para que la glucosa entre a las células. Esto lleva a una acumulación o a un aumento de azúcar en la sangre, conocido como glucemia elevada. En consecuencia el organismo consume grasas y proteínas para obtener energía.

El páncreas: nociones básicas

Morfología general

El páncreas es una glándula de secreción mixta: vierte su contenido a la sangre (acción de secreción interna) y al tubo digestivo (acción de secreción externa); por ello se puede hacer una diferencia entre la porción endocrina y la exocrina (tema que abordaremos más adelante).

Debido a sus caracteres exteriores y a su estructura interna, análogamente se asemeja a las glándulas salivales, en consecuencia, se lo conoce más con el nombre de glándula salival abdominal.

UBICACIÓN

Esta glándula está ubicada en la parte superior del abdomen, delante de la columna vertebral, detrás del estómago, entre el bazo (que corresponde a su extremo izquierdo) y el asa duodenal, que engloba en su concavidad todo su extremo derecho. El páncreas es un órgano prolongado en sentido transversal y mucho más voluminoso en su extremo derecho que en el izquierdo.

MEDIDA

En cuanto al tamaño estándar es de entre 16 y 20 centímetros de longitud, y de entre 4 y 5 centímetros de altura. Además,
tiene un grosor de 2 a 3 centímetros y su peso medio es de
unos 70 gramos, en el hombre, y 60, en la mujer.

COLOR

En estado de reposo, el páncreas presenta un color blanco
grisáceo, pero durante el trabajo digestivo, se congestiona y toma un color semejante al rosado.

DIVISIÓN

Con el fin de realizar una explicación más didáctica, se ha
dividido el órgano en tres partes: la cabeza, el cuerpo y la cola.
La cabeza es la parte más voluminosa, se encuentra rodeada
por el asa duodenal, que la sujeta firmemente. El cuerpo es la
continuación del páncreas hacia la izquierda, contacta con la
primera vértebra lumbar y con la aorta. La cola es la parte con
menos sujeción; se encuentra por encima del bazo, cuyos vasos pasan por encima de la glándula.

Fisiología

Producto de la doble función del páncreas, su fisiología puede di-
vidirse en dos partes: la exocrina y la endocrina.

ESTRUCTURA DEL PÁNCREAS EXOCRINO

Presenta un aspecto ramificado que permite que se lo subdivida en lóbulos, los cuales, a su vez, están formados de acinos secretores más pequeños. Cada acino pancreático está constituido por una fila de células acinares secretoras de jugo pancreático, más bien altas y dispuestas circularmente.

De estos acinos parten conductos excretores de muy reducidas dimensiones que desembocan en otros mayores hasta llegar al conducto principal o también llamado de Wirsung. El conducto de Wirsung tiene su origen en la cola del páncreas, recorre el cuerpo y recibe sus vasos colectores (los cuales recogen el jugo pancreático para conducirlo al duodeno), atraviesa la cabeza y se introduce en la pared posterior del duodeno, uniéndose al colédoco. En la unión del conducto principal con el duodeno, se encuentra el esfínter de Oddi, que controla el paso de los jugos pancreáticos y de la bilis hacia el duodeno.

Existe otro conducto importante, el conducto accesorio o de Santorini. Este conducto discurre únicamente por la parte superior de la cabeza del páncreas y alcanza el duodeno un poco por encima del conducto de Wirsung, formando la papila accesoria. Su función es recoger el jugo pancreático segregado por las células de la parte superior de la cabeza del páncreas.

El páncreas secreta jugo pancreático en gran cantidad: alrededor de dos litros diarios. Su función es colaborar en la digestión de grasas, proteínas e hidratos de carbono y por su alcalinidad (pH entre 8,1 y 8,5) también neutraliza el quimo ácido procedente del estómago. El jugo es un líquido incoloro, inodoro y es rico en bicarbonato sódico, cloro, calcio, potasio y enzimas –como la tripsina, la quimiotripsina, la lipasa pancreática y la amilasa pancreática–. Estas enzimas contribuyen a la digestión de grasas, proteínas e hidratos de carbono.

ESTRUCTURA DEL PÁNCREAS ENDOCRINO

Está formado por acumulaciones de células dispuestas en forma desordenada en la cabeza, el cuerpo y la cola: los islotes de Langerhans o pancreáticos. Los islotes, en algunos lugares, están unidos a células glandulares exocrinas. Se pueden contabilizar entre 0,5 y 1,5 millones de islotes, pero no se distribuyen de manera simétrica, son más numerosos en el cuerpo y en la cola que en la cabeza. Estos islotes se llaman porción endocrina debido a que tienen la capacidad de introducir directamente en la sangre su secreción, gracias a que están ricamente irrigados y atravesados por un sistema de vasos. La sangre que sale de los islotes se mezcla con la intestinal a través de la vena porta.

En los islotes se distinguen distintos tipos de células: alfa, beta y delta, con diversas funciones.

La parte endocrina del páncreas es la que sólo secreta hormonas directamente a la sangre, como la insulina o el glucagón. Las hormonas son sustancias químicas producidas por las glándulas endocrinas que actúan como mensajeros químicos en concentraciones plasmáticas muy reducidas y lejos del punto de secreción. La acción de las hormonas sobre los distintos tejidos depende de su naturaleza química y de la capacidad de fijación de las células receptoras de los órganos. Las hormonas pueden ser de naturaleza lipídica, peptídica o mixta. La insulina y el glucagón son de naturaleza peptídica. La insulina está constituida por dos cadenas de aminoácidos, denominadas A y B, unidas por dos puentes disulfuro.

El páncreas endocrino está formado por los islotes de Langerhans, que a su vez están formados por distintos tipos de células. Las células que forman los islotes de Langerhans pueden ser:

• Beta: representan el 80% de las células totales en los islotes y fabrican insulina, hormona que permite el paso de la glucosa de la sangre al interior de la célula, estimula la formación de glucógeno en el hígado (glucogenogénesis) e impide la glucogenolisis. De igual modo, actúa sobre los aminoácidos que ingresan en el organismo: de una parte, facilitando su utilización por las células y, de otra, favoreciendo en el hígado su transformación en glucosa. De una forma similar, la insulina actúa también sobre las grasas, ya sea favoreciendo su utilización por las células, o transformando los ácidos grasos en glucosa para su almacenamiento. Las células beta predominan en el centro del islote.

• Alfa: representan el 20% del total de las células en los islotes y predominan en su periferia. Secretan una hormona responsable del aumento de la glucemia: el glucagón. La secreción de esta hormona es estimulada por la ingesta de proteínas, el ejercicio y la hipoglucemia mientras que la ingesta de hidratos de carbono, la somatostatina y la hiperglucemia la inhiben. El glucagón aumenta la glucemia porque estimula la formación de glucosa en el hígado a partir del glucógeno hepático. Por esta razón, se dice que el glucagón es una hormona antagónica a la insulina.

• Delta: estas células, que aparecen en muy poca proporción, no son muy conocidas y no se sabe bien cuál es su función, pero sí se ha comprobado que contienen somatostatina, la cual inhibe la liberación de insulina y de otras hormonas.

Principales causas de diabetes

Las que se indican a continuación son las principales causas de desarrollo de diabetes.

RIESGO HEREDITARIO

En la mayoría de los casos, la predisposición diabética es heredada. El factor hereditario es más pronunciado en el diabético tipo 2 que en el tipo 1. Un diabético suele tener siempre antepasados diabéticos, y cuando los dos padres tienen esta enfermedad, los hijos la heredan indefectiblemente.

OBESIDAD

Dos de cada cinco diabéticos (es decir, alrededor de un 40%) tienen o han tenido sobrepeso.

POSIBLES CAUSAS DESENCADENANTES

A partir de la predisposición genética, existen causas que van a ser disparadoras y que hacen que se produzca diabetes:
- La ya mencionada obesidad (o sobrepeso).
- Embarazo.
- Infecciones virales (se asocian especialmente con la diabetes tipo 1).

- Accidentes, enfermedad grave, operaciones.
- Estrés emocional (duelo familiar, etcétera).

En la actualidad –si bien se tiene mucha información y hubo muchos avances en el tema– aún existen interrogantes sobre qué provoca la diabetes y cómo se desencadena.

Por otro lado, una vez que se llega a conocer esto, surge un último interrogante (que pasa a transformarse en un reto): ¿se podrá encontrar la forma de curar la diabetes?

A medida que se avanza en el conocimiento de las causas, salta a la luz que son varios los factores que originan la enfermedad, la cual evoluciona de diferentes formas según los casos. Por ello, los científicos han comenzado a hablar de la existencia de distintos tipos de diabetes, con sus respectivas causas.

CAPÍTULO 2

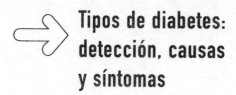

Tipos de diabetes:
detección, causas
y síntomas

Los tipos de diabetes

Existen varios tipos de diabetes mellitus.

La diabetes tipo 1 –conocida también como diabetes juvenil o infantil, o diabetes insulino-dependiente– es una enfermedad que se presenta por primera vez en la infancia, adolescencia o juventud, antes de los 30 años. El organismo no puede producir insulina, una hormona que segrega el páncreas y que tiene la función de hacer posible la utilización de la glucosa por parte de las células del organismo.

La diabetes tipo 2, llamada también diabetes del adulto o diabetes no insulino-dependiente, es causada por una combinación de hechos: por un lado, la resistencia a la acción de la insulina y, por otro, una inadecuada respuesta compensatoria del páncreas. A diferencia de la diabetes 1, las células beta del páncreas producen insulina, pero el organismo no puede utilizarla adecuadamente. Las células del cuerpo parecen no reconocer la insulina y, en consecuencia, la glucosa no puede entrar en los tejidos. A esta incapacidad de usar eficazmente la hormona se la llama insulinorresistencia. Finalmente, el páncreas se ve obligado a fabricar cada vez más insulina, sin alcanzar el nivel normal, por lo que aumenta el azúcar en la sangre.

Como su nombre lo indica, la diabetes del adulto suele aparecer en personas mayores de 40 años, generalmente obesas, con un desorden muy importante en el metabolismo de la glucosa, los lípidos y las proteínas. En los últimos años comenzaron a detectarse casos de diabetes del adulto en niños de 10 a 14 años obesos, y se cree que esta extraña incidencia observada en todo el mundo se debe a los hábitos alimenticios inadecuados, con abundancia de grasas y azúcar, comida "chatarra" y exceso de golosinas en detrimento del consumo de frutas y verduras.

La diabetes no insulinodependiente es una enfermedad hereditaria.

 Otra forma poco frecuente de la enfermedad es la diabetes gestacional que puede presentarse durante el embarazo y desaparecer luego del parto. Sin embargo, las estadísticas indican que el 50% de las mujeres que presentan diabetes gestacional tendrán diabetes en algún momento de su vida.

La diabetes tipo 1: la más común en los niños

El proceso de desarrollo de la diabetes tipo 1 es gradual. A veces lleva varios años en curso antes de que se manifieste con los síntomas clínicos que llevan a la consulta por primera vez.

Las células beta del páncreas, que se ocupan de producir insulina, son atacadas por el propio sistema inmune hasta que el organismo se ve privado de esta hormona. De ahí que se la considera una enfermedad autoinmune, como algunos tipos de artrosis o el vitiligo, en el que el sistema inmunológico produce anticuerpos que atacan a los melanocitos (las células encargadas de la pigmentación de la piel).

La determinación genética en el origen de la diabetes 1 no está confirmado, tal como sí ocurre con la diabetes 2. De todos modos, se considera que aún existiendo una predisposición genética, es necesario que se presente también un factor ambiental desencadenante, por ejemplo, una infección viral, un estado de estrés elevado, el consumo o la exposición a ciertas toxinas, entre otros factores, tras el cual aparece el proceso inmunológico que produce una cantidad exagerada de anticuerpos que destruyen "por error" las propias células beta del páncreas. En la actualidad, este proceso es irreversible. Las células beta destruidas no se pueden recuperar como tampoco la función endócrina del páncreas como productor de insulina.

Se comprobó que la reacción inmunológica está originada por anticuerpos que reaccionan frente a proteínas que se encuentran en la superficie de las células beta, como la descarboxilasa del ácido glutámico (GAD), que es similar a una proteína del virus Coxsackie B, probablemente vinculado también en el desarrollo de la diabetes. También se observaron los anticuerpos IA2, que se dirigen contra una fosfatasa presente en el interior de las células beta, anticuerpos contra la propia insulina. Estos anticuerpos pueden ser detectados en la sangre de los pacientes meses y hasta años antes del desarrollo de la enfermedad y se han convertido en marcadores de un estado conocido como prediabetes.

LOS PRIMEROS SÍNTOMAS

Con frecuencia, la diabetes pasa inadvertida debido a que sus síntomas aparentan ser inofensivos. Los siguientes son algunos de los más comunes, frente a los cuales es conveniente realizar una consulta médica. Los síntomas corresponden al aumento de glucosa en sangre:

- Sed extrema.
- Hambre excesiva.

- Deseos de orinar frecuentemente.
- Fatiga, somnolencia y sensación de debilidad.
- Pérdida de peso.
- Visión borrosa y variable a lo largo de los días.
- Llagas o moretones que se curan lentamente.
- Piel seca con picazón.
- Hormigueo o adormecimiento en las manos o los pies.
- Infecciones frecuentes o recurrentes en la piel y en las encías.
- Hongos en la piel.

En algunas ocasiones, la diabetes presenta estos síntomas al inicio mismo de la enfermedad pero, a veces, no presenta ningún signo, y pasa totalmente inadvertida hasta que se presentan las primeras complicaciones o una descompensación importante.

La pérdida repentina de peso es indicadora de los bajos niveles de insulina. Si se confirma este diagnóstico, hay que iniciar el tratamiento inmediatamente, a través de la combinación de un plan de alimentación adecuado, ejercicios físicos y la aplicación regular de insulina, en las dosis y horarios de inyecciones indicadas por el médico en cada caso particular.

 LAS COMPLICACIONES CRÓNICAS

Uno de los puntos más sensibles del tratamiento y el control de todas las formas de diabetes son las complicaciones crónicas de la diabetes mellitus comunes a todos los tipos de enfermedad porque aparecen como consecuencia del elevado índice de azúcar en sangre. Con el tiempo, pueden ocasionar afecciones en los ojos, los riñones, los pies y trastornos cardiovasculares, entre otros, aunque su prevención depende de los controles habituales de la glucemia.

Por este motivo, el objetivo del tratamiento es alcanzar un buen equilibrio metabólico que favorezca la utilización adecuada de la glucosa mediante una dieta y la administración de insulina inyectable (en el caso de la diabetes infantil) o de medicamentos hipoglucemiantes (en el caso de la diabetes del adulto).

La diabetes infantil no es fácil de detectar en las consultas médicas de rutina. Además de los síntomas citados, que suelen ser muy variables, se puede sospechar de la enuresis nocturna cuando aparece repentinamente.

Otro dato para tener en cuenta es que las estadísticas indican que aunque la diabetes infantil se presenta a cualquier edad antes de los 30 años, hay dos picos de mayor incidencia que se encuentran entre los 4 y 5 años y, en mayor medida, antes de la pubertad.

Según la Asociación Americana de Diabetes (ADA) y la Organización Mundial de la Salud (OMS), existe consenso en cuanto a tres criterios para el diagnóstico de la diabetes mellitus:

1 ■ La presencia de los cuatro síntomas clásicos: hambre y sed excesivas, aumento en la emisión de orina y pérdida de peso, sumado a un nivel de glucosa en sangre, llamada glucemia, que se encuentra por encima de los 200 mg/dl (11.1 mmol/l).

2 ▪ Un nivel de glucosa medido en ayunas (GPA) que sea superior a los 126 mg/dl (7 mmol/l). Si se encuentra un valor que va de 100 a 125 mg/dl, significa que la persona tiene una diabetes latente.

3 ▪ Un valor de glucosa por encima de los 200 mg/dl (11.1 mmol/l) en un análisis tomado dos horas después de la ingesta de 75 g de glucosa oral.
Este estudio se llama "prueba de tolerancia a la glucosa" (POTG). Si el valor se encuentra entre 140 y 199 mg/dl está indicando una diabetes latente.

Si se encuentra uno de estos tres factores de manera aislada del resto, no es suficiente para diagnosticar diabetes. En este caso, se suelen realizar los estudios unos días después para compararlos con los restantes.

Para la familia del niño, un momento delicado...

Una familia espera en la sala de espera de un consultorio médico los resultados de los análisis que le realizaron a su hijo de 10 años. Temen la confirmación de las sospechas advertidas por varios profesionales ante diferentes síntomas de alerta: sed desmedida, micción muy frecuente, descenso de peso, necesidad de comer en abundancia, entre otros factores que hicieron presumir la aparición de diabetes. Saben que, si se confirma el diagnóstico, comenzará una etapa que cambiará radicalmente la vida de la familia. Deberán hacer cambios en los hábitos de alimentación para acompañar a su hijo en el tratamiento, elegir minuciosamente la dieta y combinar proporciones justas para no excederse en las grasas, los carbohidratos y las proteínas.

Además necesitarán informarse sobre las características de la diabetes, reconocer los síntomas de las descompensaciones que se presentan a menudo para actuar rápidamente, familiarizarse con términos como glucemia, glucosa, hipoglucemia, cuerpos cetónicos, colesterol, triglicéridos y muchos otros para comprometerse activamente con el tratamiento y con los controles rigurosos a los que debe someterse un paciente diabético.

En síntesis, sufrirán no sólo el impacto emocional que significa enterarse de que su hijo padece una enfermedad, sino que el resto de la familia deberá informarse y realizar cambios radicales en sus horarios y costumbres. Además deberán asimilar y aceptar las estrictas condiciones que impone la diabetes, ya que seguirlas al pie de la letra es el único camino para la salud y la mejor calidad de vida del niño diabético.

También deberán aprender a realizar los controles diarios, así como el niño deberá aprender de sus padres a realizarlos durante su vida adulta.

En este sentido, además de toda la orientación y las indicaciones del equipo médico, la información cumple un rol protagónico.

Un consejo...

Tanto los padres como el resto de la familia deberán informarse sobre las características de la diabetes, qué le ocurre al niño diabético, los cuidados necesarios, cómo mantener un nivel óptimo de glucemia, reconocer los síntomas de complicaciones como la hipoglucemia y qué hacer ante este cuadro, e informarse acerca de las enfermedades que podrían aparecer más adelante, para saber prevenirlas.

Enfrentar el impacto de la noticia

A continuación, les ofrecemos algunas de las pautas básicas para poder afrontar mejor la noticia de la diabetes infantil:

• Aprender todo lo posible acerca de la diabetes permitirá ayudar al niño diabético y colaborar activamente con los médicos que intervengan en el tratamiento.

• Es necesario alentar al resto de la familia –especialmente a los tíos, los abuelos y a las personas que estarán al cuidado del niño– a que se informen acerca de la diabetes, ya que, de esta forma, se perderá el miedo y se la podrá enfrentar objetivamente.

• Fomentar la actitud compasiva y la colaboración en la familia. No todas las personas reaccionan igual frente a una noticia impactante y poco afortunada. Algunos sentirán miedo, otros actuarán como si nada pasara, negando inconscientemente el hecho. Otros podrán sentirse deprimidos o muy angustiados. Incluso, algún integrante de la familia podrá pasar por un período de irritabilidad y enojo, y quizás se encierre en sí mismo.

• Todas las reacciones son comprensibles y no merecen ser cuestionadas. Discutir o criticarse acerca de cómo reacciona cada uno agravará la crisis familiar.

• Contar con un buen equipo médico es fundamental. Tanto en los hospitales públicos como en las instituciones privadas de salud existen médicos, nutricionistas y psicólogos especializados en esta problemática que, además de encarar la responsabilidad de todo el tratamiento de la diabetes y la orientación a los padres acerca de los controles y cuidados, podrán informar sobre la existencia de grupos de autoayuda. No hay que desechar esta opción, ya que dialogar y compartir experiencias con otros padres que se encuentran en una situación similar será de gran ayuda y contención.

El comienzo de un largo camino

La diabetes requiere de una profunda educación y aprendizaje porque no basta con las indicaciones del médico, sino que se hace necesaria la participación de cada paciente o de los padres, en el caso de los niños.

Cada organismo es único y reacciona de diferente manera a la insulina; además, tanto los niveles de glucosa como los índices de insulina varían día a día. Por eso es bueno saber que, a partir del diagnóstico de diabetes, comienza un camino donde hay mucho que aprender.

El sistema de autocontrol con los monitores que miden la glucemia diariamente es un recurso que les cambió la vida a los enfermos. Con equipos de bajo costo se puede controlar el nivel de azúcar cuando lo requieran, mientras que antes debían trasladarse a un laboratorio.

Afortunadamente, hoy es mucho más sencilla la tarea y los controles para los diabéticos que hace veinte años. La ciencia y la tecnología médica han progresado notablemente.

Comprometerse con la diabetes

Los padres del niño recién diagnosticado deberán aprender las pautas de todo un sistema de estudios y conductas que acompañarán toda la vida del diabético. Se trata del llamado autocontrol, que corresponde al concepto más moderno del tratamiento integral de la diabetes.

Las pautas que definen el autocontrol de la diabetes permitirán llegar a tener un control casi absoluto de la enfermedad, y lograrán una mejor calidad de vida, bienestar físico y emocional y una total integración en la sociedad, la escuela, el trabajo, y las relaciones personales.

Los integrantes de la familia —especialmente los padres—, deberán aprender todos los pasos del autocontrol, hasta que llegue la instancia en que estará tan incorporado en la vida cotidiana que se realizará de manera automática, y no será percibido como un trabajo pesado y una tarea agotadora.

No sólo deben incorporarse los hábitos por el cuidado de la salud del niño y el logro de niveles glucémicos lo más cercanos a lo normal, sino también para ser un ejemplo para el niño, quien deberá aprender a realizarlos él mismo a medida que vaya creciendo, hasta alcanzar la vida adulta.

CAPÍTULO 3

 **Enfermedades asociadas
a la diabetes**

Las complicaciones de la diabetes

La diabetes es una enfermedad que puede causar serias complicaciones en las personas que la padecen; algunas de éstas pueden ser crónicas y otras, agudas.

No es fácil comunicarles a los padres de niños diabéticos que existe la posibilidad de una serie de complicaciones de gravedad. Sin embargo, es importante estar informados acerca de los riesgos que pueden aparecer a corto o largo plazo como consecuencia de los niveles altos de azúcar mal controlados, con el propósito de prevenir o retrasar la aparición de determinados trastornos en la vida adulta.

Las complicaciones agudas se presentan cuando las concentraciones de glucosa en sangre son demasiado altas o demasiado bajas. Las más comunes son la hiperglucemia y la hipoglucemia. Sin embargo, también se pueden presentar la cetoacidosis y el evento hiperosmolar no cetótico.

Además, se pueden producir infecciones, alteraciones dermatológicas y complicaciones en los pies.

Entre las complicaciones crónicas más frecuentes aparecen la retinopatía, la neuropatía y la nefropatía. El desarrollo de estas complicaciones se asocia con el control inadecuado de los niveles de glucosa en sangre durante un tiempo prolongado.

Por todo esto, para que la calidad de vida de las personas que tienen diabetes no se vea afectada, es necesario que conozcan cuáles son las complicaciones que se pueden presentar a causa de esta enfermedad y cómo se las puede tratar y hasta prevenir.

Las personas con diabetes tipo 1 tienen más probabilidades de contraer enfermedades cardiovasculares, neuropatías, alteraciones de la piel, entre otras. Para ayudar a prevenir estos problemas, hay que seguir los consejos del médico con respecto a la dieta y el ejercicio y respetar al pie de la letra las instrucciones para aplicar las inyecciones de insulina.

Muchos de estos problemas se pueden retrasar o prevenir con un tratamiento adecuado. Por eso es fundamental inculcar en los niños hábitos saludables en la alimentación y la práctica de actividad física, los que lo llevarán a desarrollar pautas de conducta que estarán totalmente incorporadas en su vida adulta y a reducir los riesgos de padecer estas complicaciones.

 En 1993 se publicó por primera vez un estudio llamado Diabetes Control and Complications Trial, en el que se demostró que el control óptimo de la glucemia puede prevenir o retardar la aparición de las complicaciones crónicas. Este estudio fue el resultado de un seguimiento realizado durante 10 años a pacientes diabéticos insulino-dependientes.

La obesidad infantil

Uno de los cuidados que se deben tener en el tratamiento de un niño diabético es la prevención de aquellas complicaciones características de la enfermedad. Una de ellas es la obesidad, que puede estar ligada a un cuadro, llamado síndrome metabólico por resistencia a la insulina.

Uno de los pilares en este camino de prevención es el control de la alimentación y el peso comenzando desde pequeños, para que el niño adquiera hábitos saludables, aprendiendo de los padres la importancia de una dieta equilibrada, la práctica de ejercicios físicos y el peso corporal armónico.

Numerosos estudios realizados en los últimos años revelaron la estrecha relación que existe entre la obesidad o el sobrepeso en los niños y el síndrome metabólico, un cuadro que se creía de riesgo únicamente para los adultos con sobrepeso.

EL SÍNDROME METABÓLICO

Es un conjunto de factores de riesgo que suelen preceder a la diabetes tipo 2 y a algunas enfermedades coronarias.

Entre estos factores se encuentran el sobrepeso corporal, la hipertensión arterial, las dislipemias —colesterol o triglicéridos elevados, por ejemplo—, el ácido úrico elevado y la resistencia a la insulina. Esta última es la causa central de esta afección y consiste en la pérdida de la capacidad de esta hormona para ejercer sus funciones, como el control de los niveles de azúcar en sangre, entre otras.

El proceso de resistencia a la insulina comienza con la adiposidad acumulada que dificulta que esta hormona regule los niveles de azúcar en sangre. En compensación, el páncreas segrega cada vez más insulina y esto causa aumento de la grasa, generando un círculo vicioso que eterniza el cuadro.

Cuanto mayor sea el grado de sobrepeso de un niño, mayor también será el riesgo de desarrollar síndrome metabólico. Una de las consecuencias posteriores al cuadro de síndrome metabólico es la resistencia a la insulina, que puede derivar en una diabetes tipo 2.

> **→** Ser delgado desde pequeño es fundamental para lograr un índice de masa corporal normal (ni muy elevado ni muy bajo). Más allá de fines estéticos, tiene un objetivo dirigido a la salud de los niños y es fundamental para su futuro como adultos sanos.

Los hábitos alimentarios adecuados –demostrados en la práctica con hechos cotidianos, comiendo sanamente y practicando ejercicios físicos regulares–, será muy beneficioso y resultará una influencia mucho más poderosa que cualquier otro mensaje verbal o explicación que se les pueda dar a los niños.

Hiperglucemia

Es más frecuente que aparezca en la madrugada o al levantarse, por eso se lo llama también "fenómeno del amanecer". Se caracteriza por un aumento notable del nivel de glucemia (azúcar en sangre). Se debe a factores metabólicos, al olvido de una inyección de insulina, desarreglos de la dieta en alguna comida (por ejemplo, un festejo donde se comió una cantidad elevada de carbohidratos o dulces) u otros motivos.

Ante estos cuadros, es conveniente comunicarse con el médico para evaluar si hay que hacer cambios en la dosis de insulina o reajustar la dieta. Los síntomas más frecuentes son:

- Necesidad de orinar con mayor frecuencia.
- Somnolencia.
- Náuseas.
- Sed o hambre extremas.
- Visión borrosa.

TRASTORNOS Y OTRAS SITUACIONES QUE PUEDEN CAUSAR HIPERGLUCEMIA

- Diabetes mellitus.
- Enfermedades renales.
- Hipertiroidismo.
- Pancreatitis aguda.
- Síndrome de Cushing.
- Tumores de páncreas.
- Otras situaciones antes mencionadas (estrés, sueros endovenosos, embarazo, ciertos medicamentos).

¿CUÁNTA INSULINA SE DEBE APLICAR CUANDO AUMENTA LA GLUCEMIA?

Cuando, independientemente de las dosis indicadas por el médico, se registra un aumento de azúcar en la sangre, es necesario aplicar una dosis adicional de insulina de acción rápida para que se normalice el nivel de azúcar, que será determinada por el profesional.

Ante ese tipo de eventualidades, es conveniente tener cerca el número de teléfono del consultorio del profesional o su radiomensaje para recibir orientación rápidamente.

Hipoglucemia

Esta complicación es frecuente en los pacientes que tienen diabetes mellitus tipo 1, cuando realizan un tratamiento intensivo para mantener los niveles glucémicos dentro de la normalidad. Entre las causas que desencadenan la hipoglucemia figuran:

- Retraso u omisión de una comida.
- Exceso de insulina (sobredosis farmacológica).
- Ejercicio intenso.

El diagnóstico de la hipoglucemia leve se basa en las manifestaciones características de irritabilidad, temblor, sudación, taquicardia y confusión.

El tratamiento dependerá del estado de conciencia del enfermo. Para el caso de un enfermo despierto, sin sobredosis de medicamentos, es suficiente con la administración oral de hidratos de carbono. Para tratar una hipoglucemia leve, basta con un taza de leche, jugo de frutas sin ningún tipo de aditivos, una fruta, una barra de cereales, queso o galletitas.

La glucosa por vía intravenosa se le deberá administrar a los pacientes que no puedan alimentarse por vía oral, que tengan alteraciones de conciencia o que estén intoxicados (por ingesta de medicamentos).

Si se está ante la presencia de hipoglucemia grave, en donde el paciente no puede alimentarse por vía oral ni se dispone de una vía intravenosa, se administra glucagón (por vía intramuscular). Con esto también se pueden provocar vómitos.

Además, como parte del tratamiento, se debe ajustar la dieta y los ejercicios físicos.

Los síntomas más frecuentes son los que se detallan a continuación:

- Adormecimiento y cansancio.
- Transpiración fría.
- Piel muy pálida.

- Nerviosismo o malhumor.
- Visión borrosa.
- Sensación de temblor en las manos y pies.
- Ansiedad.
- Mareos.
- Debilidad.

Si la hipoglucemia no se corrige, con el transcurrir de las horas seguirán otras sensaciones como dolor de cabeza, confusión, adormecimiento, dificultad al andar, náuseas y taquicardia.

La persona que esté frente a un diabético con una hipoglucemia puede encontrarlo como una persona confusa, ruda y poco cooperativa. Otro dato útil para identificar este cuadro es que suele parecerse a los ataques de pánico.

En un grado alto de hipoglucemia, aparecen problemas de coordinación, como si el enfermo estuviera intoxicado.

En los niños puede aparecer cualquiera de estos síntomas, pero además es frecuente que aparezcan inconciencia y convulsiones.

Un consejo...

Es importante diferenciar una hipoglucemia de un estado de ansiedad. Analizar el azúcar en sangre antes de cada comida ayudará a determinar si se trata efectivamente de una reacción de insulina lo que está causando los síntomas.

TRASTORNOS Y OTRAS SITUACIONES QUE PUEDEN CAUSAR HIPOGLUCEMIA

- Dietas muy estrictas y desbalanceadas.
- Enfermedades hepáticas.
- Enfermedad de Addison.
- Exceso de insulina en diabéticos.
- Hipotiroidismo.

TRATAMIENTO DE LA HIPOGLUCEMIA

Por lo general, todo niño o adulto diabético recibe de su médico la pauta de acción ante este cuadro, que puede ser frecuente.

La medida consiste en aportar al organismo una dosis de glucosa por absorción rápida (por ejemplo, un terrón de azúcar) ya que con ella basta para aliviar los síntomas en 10 ó 15 minutos.

Otro recurso rápido y muy útil en la calle consiste en beber un vaso de jugo o alguna bebida que contenga azúcar (no dietética), un bombón o una golosina pequeña.

Si los síntomas no desaparecen en 15 minutos, se debe consumir otra vez algo dulce en pequeñas porciones, pero sin abusar, ya que, de lo contrario, puede producirse una hiperglucemia. Cuando los síntomas se hayan aliviado, hay que consumir otra pequeña porción dulce para prevenir una recaída.

ACTUAR INMEDIATAMENTE

Es importante actuar rápidamente ante reacciones de insulina. La hipoglucemia debe tomarse en serio. Si se reconocen correctamente los síntomas, éstos desaparecen en la mayoría de los casos.

Cuando la hipoglucemia no fue atendida, puede aparecer inconciencia, y puede ser necesario administrar una inyección de glucagón subcutáneo o de glucosa endovenosa. Para ello hay que comunicarse con el médico de cabecera y confirmar esta indicación.

BRAZALETE DE INDENTIFICACIÓN

Es conveniente llevar una identificación en un brazalete, pulsera o colgante que informe sobre la condición de diabético, en especial, en los casos de los adultos o de niños mayores que se desenvuelven solos.

Es una medida de precaución muy útil ante la eventualidad de una descompensación. Esta facilitará el tratamiento o las medidas por tomar en la vía pública e informará rápidamente a los médicos sobre la enfermedad que padece la persona.

Cetoacidosis y coma diabético

Cuando hay un nivel muy elevado en la glucemia, además de hiperglucemia se puede presentar la cetoacidosis. Se caracteriza por un aumento de la glucosa acumulada en sangre y una cantidad considerable de cuerpos cetónicos que provoca que la orina sea más ácida.

Aparece generalmente cuando el paciente olvidó inyectarse la dosis de insulina, si se encuentra bajo un estado de gran estrés o por una enfermedad secundaria o una herida.

Causas y síntomas

El proceso de la cetoacidosis se desarrolla durante varias horas posteriores al aumento de la glucosa en sangre. Los síntomas más comunes son los siguientes:

1 ▪ Se inicia con un aumento de las micciones y de la sed, especialmente en los niños que se desesperan por tomar una gran cantidad de agua.

2 ▪ Continúa con una sensación de debilidad y adormecimiento. Eventualmente, pueden aparecer vómitos, diarreas y un agudo dolor abdominal.

3 ▪ En el aliento se puede percibir cierto olor dulce u olor a frutas que puede confundirse con el olor a alcohol. Se trata de la acetona, que es un producto de desecho que se expulsa a través de los pulmones.

4 ▪ En una etapa más avanzada, la respiración se hace más profunda y rápida.

Cuando se pierde la conciencia, significa que el paciente entró en el llamado coma diabético. Estos síntomas requieren trasladar de manera urgente al paciente a un consultorio médico o a un centro de salud, porque el coma diabético no tratado puede llegar a causar la muerte.

¿CUÁNDO SE PRODUCE LA CETOACIDOSIS?

La cetoacidosis es mucho más frecuente en los diabéticos que aún no han sido diagnosticados. De hecho, el coma diabético es la forma en que, en muchas ocasiones, se revela por primera vez la enfermedad en muchos niños o jóvenes que padecen diabetes infantil no diagnosticada.

La cetoacidosis puede presentarse, en ocasiones muy aisladas, en personas que no llevan un buen control de su diabetes.

Fuera de estas causas, la cetoacidosis puede presentarse en cualquier diabético que fue expuesto a circunstancias especiales, como hemorragias, golpes, infecciones o ante una gran pérdida de líquidos por vómitos o diarreas. En estas situaciones, es muy importante que el diabético chequee su glucosa en sangre y en orina y que mida la concentración de cuerpos cetónicos en la orina.

El tratamiento de la cetoacidosis incluye la inyección de insulina para reducir rápidamente los valores de glucemia y, además, la aplicación de inyecciones intravenosas de solución salina para reemplazar los fluidos corporales perdidos. Es necesaria la monitorización de los niveles de glucosa en sangre y el estado de los fluidos hasta que se estabilice.

La rapidez y efectividad de la recuperación de una cetoacidosis es normalmente rápida y completa, siempre que el tratamiento se inicie lo más pronto posible.

La retinopatía

A veces, la diabetes provoca una alteración en los vasos sanguíneos del ojo y produce un daño en la retina. Esto se conoce con el nombre de retinopatía diabética. Esta enfermedad puede llegar a causar ceguera si no es detectada a tiempo; por ello es imprescindible que los diabéticos controlen, con regularidad, su visión.

Ambos tipos de diabetes (1 y 2) pueden dañar los vasos sanguíneos que suministran sangre a la retina, debido al alto nivel de azúcar en sangre y a la hipertensión que suele acompañar con frecuencia esta enfermedad metabólica.

Al lesionarse los vasos sanguíneos, se pueden formar ampollas pequeñas –o microaneurismas– que, con frecuencia, explotan y derraman sangre y otros fluidos en los tejidos, y provocan que la retina se inflame. Hasta aquí, la retinopatía puede pasar inadvertida por el diabético y no llega a causar deterioro alguno a su visión. Esta etapa se conoce como retinopatía diabética de fondo.

En una etapa más avanzada –retinopatía proliferativa–, la retina trata de formar nuevos vasos sanguíneos para poder reemplazar a los dañados, con el fin de obtener el oxígeno y la nutrición que necesita para funcionar normalmente. Pero sucede que estos vasos son demasiado débiles y tienen más posibilidades de sangrar o derramar fluido. Entonces, si el sangrado se dirige hacia una parte del ojo, denominada cuerpo vítreo, la visión se puede deteriorar gravemente.

→ La retinopatía se produce, principalmente, por no controlar de manera adecuada la glucemia (es decir, el azúcar en sangre). A pesar de esto, otros factores como el tabaquimo, la hipertensión arterial o la obesidad también contribuyen a la aparición de esta enfermedad.

Generalmente, no hay síntomas durante las primeras etapas de la retinopatía diabética. No obstante, tarde o temprano, la visión puede volverse borrosa o bloquearse por completo. Aunque hay que tener en cuenta que, hasta en los casos más avanzados, la enfermedad podría progresar sin señales de alarma durante mucho tiempo. Por eso es importante realizar exámenes oculares periódicos.

En cuanto al tratamiento, no sólo es imprescindible que el diabético controle la glucemia; también la cirugía puede llegar a frenar el avance de la retinopatía. Existen dos tipos de tratamiento quirúrgico: el láser Argón y la vitrectomía (una técnica con la que se reemplaza el humor vítreo del ojo).

La nefropatía

En la diabetes, el daño a los riñones es una de las complicaciones más comunes y severas que existen, siempre y cuando no sea controlada a tiempo. Este tipo de padecimiento se llama nefropatía.

Este trastorno se desencadena cuando los vasos sanguíneos del riñón se endurecen.

A medida que la sangre fluye por los riñones, las pequeñas estructuras, llamadas nefronas, filtran los productos de desecho y otras sustancias para poder eliminarlas mediante la orina.

Cuando las concentraciones de glucosa permanecen elevadas por mucho tiempo, las nefronas se dañan y, así, pierden su capacidad de filtración. Por ende, los desechos de la sangre no se pueden eliminar y la vida del paciente peligra.

Existen síntomas específicos para determinar este padecimiento:

- Hinchazón en los tobillos, en las manos, en la cara y en otras partes del cuerpo.
- Pocas ganas de comer.
- Sabor metálico en la boca.
- Irritación en la piel, causada por la acumulación de productos de desecho.
- Dificultad para pensar con claridad.
- Cansancio.
- Palidez.
- Presión alta.
- Piel muy seca y descamada.

A la vez, se debe tener en cuenta que el riesgo de la nefro-patía aumenta cuando el paciente presenta:

- Presión arterial alta.
- Infecciones en las vías urinarias.
- Poco control de la glucosa.
- Colesterol alto.
- Presión alta en la historia familiar.

Para evitar que los riñones se dañen, es importante consi-derar lo siguiente:

- Controlar adecuadamente los niveles de la glucosa san-guínea.

- Controlar la presión arterial.

- Consumir menos sal.

- Consumir menos proteínas de origen animal.

- Tratar oportunamente las infecciones de vías urinarias.

- Acudir con regularidad al nefrólogo, dos veces al año co-mo mínimo.

En cuanto al tratamiento, como primera medida, se requie-re de una buena dieta y de los medicamentos correspondien-tes, siempre y cuando el daño sea reversible. Ahora bien, si el daño es severo y no se puede revertir, hay tratamientos espe-ciales y permanentes, como la diálisis.

La diálisis es el proceso mediante el cual la sangre se limpia de manera artificial. Este procedimiento se aplica cuando los riñones ya no pueden hacerlo por sí solos. Durante este proceso, se filtran y se expulsan del cuerpo las sustancias de desecho.

Hipertensión, arteriosclerosis y enfermedades de las arterias coronarias

Aunque la hipertensión, la arteriosclerosis y las enfermedades de las arterias coronarias son trastornos que se presentan como complicación de la diabetes de adultos, los niños diabéticos también deben ser controlados.

La hipertensión, que puede causar daño en las paredes de venas y arterias, se debe chequear con regularidad en las visitas al médico.

El metabolismo de los lípidos, que en la diabetes se ve alterado, puede dar lugar a arteriosclerosis con depósitos grasos o ateromas que se depositan en las paredes de las arterias, engrosándolas y quitándoles flexibilidad. Como resultado se reduce el calibre interior o se produce una obstrucción en algún vaso y, así, se dificulta la circulación sanguínea.

El control regular de los niveles de lípidos en sangre permite prevenir estos trastornos.

El pie diabético

La diabetes puede llegar a producir una reducción del flujo sanguíneo y de la sensibilidad nerviosa. Como consecuencia de ello, algunas personas tienen mayor riesgo de sufrir heridas o infecciones en los pies. Tomar las medidas preventivas adecuadas desde el comienzo es la mejor manera de evitar problemas posteriores. Lo más importante es mantener los niveles de glucemia dentro de los valores normales (70 a 110 mg/dl) la mayor cantidad de tiempo posible.

Si la diabetes no está bien controlada, los pies están más expuestos a sufrir una infección; por ello los pies requieren cuidados especiales.

Causas por las que se pueden producir complicaciones

MENOR CIRCULACIÓN

La diabetes puede llegar a causar un engrosamiento de las paredes de los vasos sanguíneos y, así, reducir la circulación en la parte baja de las piernas y el pie. Si el paciente se lastima, la herida tardará más en cicatrizar y existirá mayor riesgo de infección.

DAÑO EN LOS NERVIOS

Otra de las complicaciones de la diabetes es la neuropatía (daño en los nervios). Esto puede hacer que el paciente sienta el pie entumecido, sin sensibilidad al calor o al frío, incluso al dolor. Como resultado, la persona puede provocarse una herida sin siquiera darse cuenta. En consecuencia, se puede producir una infección sin que el paciente esté al tanto.

MENOR RESISTENCIA A LAS INFECCIONES

Cuando los niveles de glucosa en la sangre están por encima de lo normal, los glóbulos blancos (encargados de luchar contra las infecciones) no pueden trabajar de manera efectiva; por lo tanto, las bacterias y otros organismos invaden más rápidamente, causan más daño e incrementan el riesgo de infección.

> El descuido de los problemas en el pie de las personas que tienen una diabetes mal controlada es la principal causa de amputación en extremidades inferiores, en el ámbito mundial.
> La prevención y el tratamiento apropiado pueden disminuir en más de un 75% los casos de amputación.

Cómo cuidar el pie de manera apropiada

Por lo general, las infecciones no se producen salvo que exista una herida en la piel. Cuando esto sucede, los gérmenes se instalan en los tejidos, se multiplican y causan daño.

Por todo ello, hay que tener en cuenta las siguientes recomendaciones:

1 ▪ Realizar una inspección de los pies todas las noches, con buena iluminación, para ver si hay callos, ampollas, heridas, cortes, contusiones, alteraciones o signos de infección. Si no se puede ver la planta de los pies, usar un espejo o pedirle ayuda a alguien.

2 ▪ Se debe informar inmediatamente al médico en caso de tener alguna alteración en los pies o en los dedos (en cuanto al color, la temperatura, o la forma) o si se perciben señales de infección (las infecciones están, generalmente, acompañadas de hinchazón. Es importante que se conozca bien la forma de los pies, para poder notar cualquier cambio. Si un pie está más grande que el otro, por ejemplo, esto puede indicar que existe una infección).

3 ▪ No hay que caminar descalzo, ni siquiera dentro de la casa.

4 ▪ No usar bolsas de agua caliente ni ningún otro tipo de tratamiento de calor en los pies.

5 ▪ Usar zapatos cómodos, con suficiente espacio para los dedos.

6 ▪ Utilizar progresivamente los zapatos nuevos, por cortos períodos de tiempo.

7 ▪ Usar medias preferiblemente de algodón o de lana con los zapatos (tratar de evitar el nylon, ya que no permite la pérdida de calor ni la libre ventilación del pie, causando que éste se humedezca. Además el calor permite la proliferación de bacterias y hongos).

8 ▪ En caso de usar medias con costuras gruesas, deben ponerse con la costura hacia fuera, de tal manera que no rocen con la piel.

9 ▪ Si la piel está reseca, aplicar una loción en la parte de arriba y por la planta de los pies; nunca hay que aplicarla entre los dedos. Por el contrario, si la piel está húmeda, aplicar talco medicado.

10▪Durante el verano, si los pies estarán expuestos al sol, colocar loción protectora en la parte de arriba de ellos.

CÓMO PROMOVER UNA BUENA CIRCULACIÓN DE LA SANGRE

• No usar ligas ni calcetines elásticos que interfieran con la circulación (a menos que sea ordenado por el médico).

• Tratar de no cruzarse de piernas cuando se está sentado/a.

• Mantener los pies calientes, pues el frío contrae los vasos sanguíneos.

• Usar calcetines para dormir.

• Bañarse con agua tibia (ni muy fría ni muy caliente).

• Hacer ejercicio todos los días, pues el ejercicio ayuda a promover la circulación.

• Caminar, ya que se trata de un ejercicio seguro y beneficioso.

UNA ADECUADA HIGIENE PERSONAL

• Lavar todos los días los pies, secarlos suavemente, especialmente entre los dedos, de tal manera de prevenir el crecimiento de hongos.

• Usar jabones suaves.

• Antes de entrar en la ducha, chequear que la temperatura del agua sea de 29 a 32 °C.

• No remojar los pies durante mucho tiempo: esto puede hacer que la piel se reseque y se agriete.

• Las uñas se deben cortar en línea recta, no muy cerca de la piel. No deben cortarse en las esquinas y hay que limarlas suavemente. Deben cortarse después de bañarse, ya que están blandas. Si las uñas no se ven bien o si son muy gruesas, se necesitará ayuda de otra persona que haya recibido las instrucciones necesarias para cortar las uñas en forma correcta y segura.

Cómo tratar los callos y callosidades

Es necesario consultar con un podólogo para que evalúe y trate estos problemas.

No hay que utilizar curas de tipo casero ni herramientas cortantes para remover callos. Hay que restregar suavemente los callos y callosidades con una piedra pómez (volcánica), después del baño ya que esto eliminará las capas adicionales de piel.

Es fundamental consultar con el médico ante el primer síntoma de cualquier problema, como inflamación entre los dedos, infección provocada por hongos, enrojecimientos o heridas. La prevención, la pronta detección y el tratamiento apropiado son la clave para eliminar problemas serios.

Un consejo...

Es cierto que el control cotidiano de la salud de una persona diabética debe ser muy minucioso y abarca una gran cantidad de factores muy diversos: estudios sanguíneos, chequeos diarios de glucosa, medición de la cantidad de azúcar, carbohidratos y grasas que se ingieren todos los días y detalles relacionados con el baño y la piel.

Sin embargo, la experiencia indica que los dia-béticos logran un óptimo control de su enfer-medad si incorporan los hábitos y rutinas des-de pequeños. En esta tarea, es fundamental la forma en que los padres encaren el tema, ya que tienen mucho que ver en la forma de per-cibir el proceso de manera negativa y positiva. Todo el esfuerzo diario del niño con diabetes y su familia rendirá sus frutos en el logro de una buena calidad de vida y menor riesgo de com-plicaciones.

Problemas visuales

El nivel alto de glucosa en sangre puede desencadenar en un trastorno o en una alteración de la refracción ocular que da lugar a una visión borrosa. Esta alteración puede empeorar aun más cuando, por el contrario, el tratamiento provoca una disminución muy rápida de la glucosa en sangre.

De ahí que la graduación de los anteojos no debe ser modificada hasta que los valores de azúcar en la sangre se estabilicen durante dos meses aproximadamente.

Se pueden presentar también otros problemas visuales a largo plazo que se desarrollan como resultado de las alteraciones en la circulación sanguínea de las pequeñas arterias que irrigan la retina del ojo.

La visión de los más pequeños

Diferentes estadísticas señalan que los problemas visuales no son frecuentes en los niños pequeños. Por lo general, aparecen en la mitad de los diabéticos que padecen la enfermedad durante más de 10 años, aunque son complicaciones comunes a todos los diabéticos que sufren esta enfermedad por más de 30 ó 40 años. En los adultos mayores, la retinopatía diabética, las cataratas y el glaucoma son los problemas más frecuentes de vista. Es importante realizar exámenes de los ojos regularmente si se tiene diabetes, no sólo para prevenir problemas visuales, sino también porque la retinopatía diabética a menudo indica el avance de la enfermedad y es un índice necesario para el chequeo general del diabético.

CAPÍTULO 4

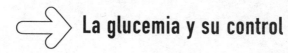 La glucemia y su control

Cómo chequear los niveles de glucemia

A partir del diagnóstico de la diabetes, el médico seguramente informará sobre la necesidad de adquirir un aparato medidor del nivel de azúcar en la sangre. En el mercado se ofrecen
diversos modelos que no suelen ser muy costosos. Desde su
aparición, se ha simplificado notablemente la rutina diaria de
los diabéticos, que antiguamente debían trasladarse a un laboratorio para cada prueba, lo cual limitaba las mediciones.

Con estos nuevos equipos en el hogar se pueden realizar todas las pruebas que sean necesarias en el día, ante cualquier
oscilación o cambio en los síntomas. Además, permiten ajustar minuciosamente la dosis necesaria de cada aplicación de
insulina adaptada al momento del paciente, dado que los valores van cambiando a lo largo del día.

El chequeo del nivel de azúcar en la sangre

Por lo general, en los primeros meses posteriores al diagnóstico, las mediciones deben realizarse más a menudo para
establecer el patrón de cada paciente. Esta es una información
que el médico necesita para establecer y ajustar los paráme-
tros del tratamiento.

Además, hay que aumentar las mediciones ante cualquier
cambio, sensación de estrés, cansancio o malestar.

Para chequear el nivel del azúcar en sangre se deben realizar los siguientes pasos:

1 ■ Pinchar un dedo para sacar una gota de sangre para el examen. (Existen instrumentos con resortes que facilitan mucho este proceso y lo tornan menos doloroso, ya que se pincha el dedo al presionarlo contra la piel).

2 ■ Colocar una gota de sangre en una tira reactiva para el examen.

3 ■ Al cabo de unos instantes, se debe observar el cambio de color que indica el nivel de azúcar en sangre que tiene el paciente. Para ello, se coloca la tira en un medidor de azúcar o se compara el color con una tabla de colores.

 ¿CUÁL ES EL NIVEL ÓPTIMO DE AZÚCAR EN LA SANGRE?

El rango varía según el individuo, su edad y el nivel de actividad que lleva a cabo. El médico establecerá la tasa de glucemia esperable y la informará a los padres del niño.

En términos generales, se considera que un nivel entre 80 y 120 antes de comer es una buena meta, pero no todos los que sufren de diabetes pueden alcanzar niveles de azúcar ideales.

Un consejo...

Es conveniente anotar siempre los niveles de azúcar en un cuaderno para recordarlos. También se puede realizar un monitoreo cada vez que se ingiere un alimento, antes y después de una actividad física o de la aplicación de una inyección de insulina.

Es conveniente experimentar y conocer más sobre las reacciones del niño ante diferentes situaciones. De esta manera, se logrará establecer un patrón con el que se podría llegar a prevenir diversos trastornos o desajustes.

Una tabla de clasificación y mediciones que puede realizarse junto con el niño, le facilitará también la tarea de observar gráficamente cómo cambian sus valores en distintos momentos del día, especialmente aquellas situaciones en las que sube la glucemia para recordar en el futuro la causa que motivó esa suba y, así, poder evitarla.

Valores normales de azúcar en sangre

- Un valor normal de glucemia ronda los 70 a 105 mg por decilitro.
- En los niños pequeños, se aceptan aproximadamente valores de 40 a 100 mg/dl.
- Los valores inferiores a 40 a 50 mg/dl se consideran bajos y son indicadores de una hipoglucemia.
- Los valores por arriba de los 128 mg/dl se consideran altos e indican hiperglucemia.

Sin embargo, hay situaciones en las que los valores de glucemia pueden dar elevados sin que sea indicativo de una diabetes. Algunas de ellas pueden ser las siguientes:

• Estrés por enfermedades agudas (por ejemplo, infarto cerebral o cardíaco, estando bajo anestesia general).
• Tratamientos con sueros endovenosos, ya que contienen dextrosa (azúcar) en su fórmula.
• Durante el embarazo.
• Tratamiento con medicamentos antidepresivos, antihipertensivos, ciertas hormonas femeninas, entre otros.

Por el contrario, el alcohol y los analgésicos pueden disminuir momentáneamente los niveles de glucosa en sangre.

Los controles de glucemia

Un chequeo completo de los niveles glucémicos incluyen las siguientes pruebas:

GLUCOSA EN SANGRE

Se realiza con un aparato medidor, el glucómetro, tiras reactivas y una muestra de sangre obtenida mediante un leve pinchazo en la yema de un dedo.

Se considera un nivel óptimo de glucemia a valores que se encuentran entre los 80 y 140 mg/dl, aunque estas cifras varían según el laboratorio.

Los padres y el niño se irán familiarizando con la técnica de realización de la prueba, que, al igual que las inyecciones de insulina, en poco tiempo de práctica, resultarán una tarea simple que se realiza rápidamente.

Es importante anotar todos los valores hallados en un cuaderno, acompañados del horario de la prueba y de los datos de importancia para la evaluación. Por ejemplo: qué ingirió el niño antes de la prueba, si realizó ejercicios físicos, etcétera.

GLUCOSA EN ORINA

Se realiza con tiras reactivas similares a las de la prueba en sangre pero específicas para este estudio y en la que se toma una muestra de orina.

Los valores dependen de cada paciente y se relacionan con el valor de la glucemia (glucosa en sangre). Por ejemplo, la glucosuria –glucosa presente en la orina– aparece con una glucemia que supera los 180 mg/dl.

HEMOGLOBINA GLUCOSILADA

Se realiza en el laboratorio a partir de una muestra de sangre extraída en ayunas. Este análisis indica el promedio de glucosa en sangre en un período de 2 a 3 meses, debido a que cuando existe hiperglucemia, la glucosa excedente se une al eritrocito (glóbulos rojos), que tiene una vida media de dos a tres meses.

LÍPIDOS EN SANGRE

Un paciente diabético, por lo general, presenta alteraciones en el metabolismo de los lípidos (colesterol y triglicéridos, entre otros.) Para los pacientes diabéticos, las cifras recomendables indican un colesterol total menor de 200 mg/dl.

El autocontrol de la diabetes

En 1993 se publicó en los Estados Unidos el estudio más importante realizado hasta la fecha sobre esta enfermedad, llamado Diabetes Control and Complications Trial (Estudio Sobre el Control y Complicaciones de la Diabetes), donde se demostró que un control estricto diario tiene efectos benéficos en la reducción de la incidencia de trastornos ligados a la diabetes.

Los pacientes bajo control estricto mostraron diferencias de un 40 a un 76% menos de complicaciones crónicas que los pacientes que no estuvieron inscriptos en el régimen de autocontrol.

A partir del famoso estudio (conocido también por la sigla DDCT), surgió un nuevo concepto en la forma de tratar la diabetes, por medio de exigir un compromiso del paciente y una participación activa con el médico y el equipo tratante.

El autocontrol se puede resumir en los siguientes pasos:

1 ■ Informarse ampliamente para conocer qué es la diabetes.

2 ■ Conocer cuál es el tratamiento indicado por los profesionales y cómo aplicarlo. Se deben realizar todas las preguntas necesarias al médico, ya que son tantos los aspectos que la familia y el niño deben conocer que se pueden presentar algunas confusiones.

3 ■ Conocer cuáles son las complicaciones tanto agudas como crónicas que pueden aparecer, cómo se previenen y qué hay que hacer ante cada una de ellas. Del mismo modo, es

necesario identificar los síntomas de todas las complicaciones agudas, como la hipoglucemia y la hiperglucemia.

4 ■ Familiarizarse con las pautas de alimentación por seguir y cómo adaptarse a las necesidades circunstanciales.

5 ■ Conocer los tipos de ejercicios físicos más adecuados, cuándo se pueden realizar y qué precauciones hay que tomar antes y después de las prácticas.

6 ■ Conocer y adquirir hábitos de vida sanos que colaboren con el buen control de la diabetes.

7 ■ Aprender a realizar el autoanálisis de glucosa en sangre y en orina.

Un consejo...

Cuanto más se conozca la problemática de la diabetes, más fácil será reconocer los síntomas relacionados con la hiperglucemia (náuseas, visión borrosa, excesiva sed, cansancio, piel seca, mucha hambre y necesidad de orinar con frecuencia y abundancia) o con la hipoglucemia (hambre, mareos, debilidad, cansancio, irritabilidad, temblores, dolor de cabeza, sudor frío, pulso acelerado, y ansiedad). También se deben conocer las complicaciones propias de la enfermedad que podrán presentarse en el futuro, particularmente si no se realiza desde etapas tempranas el autocontrol estricto.

Autoanálisis de glucemia

La determinación de glucemia puede realizarse en un laboratorio, tal como ocurría antiguamente, pero es poco práctico para el control diario del paciente y para el ajuste de la insulina.

Existe un método alternativo, fácil de usar y muy confiable, que se llama autoanálisis. Éste consiste en el uso de una tira reactiva, un pequeño aparato medidor, también llamado reflectómetro, y una gota de sangre extraída de un capilar, la que se toma pinchando en la yema de un dedo del paciente.

Es conveniente para una buena calidad de vida de los pacientes diabéticos realizar esta tarea varias veces al día y anotar los resultados en una libreta para transmitírselos al médico en cada consulta. Estos datos son muy valiosos a la hora de ajustar las dosis de insulina, la dieta y los ejercicios físicos que el paciente necesita para mantener una buena calidad de vida y un óptimo estado de salud.

Existen diversos aparatos medidores que automatizan el proceso. Incluso, algunos tienen memoria para guardar en un chip todos los resultados, evitando la tarea de anotarlos. Permite realizar un monitoreo varias veces al día –por lo general, tres veces–, de los cambios en los niveles de azúcar en sangre.

La información obtenida de todos los análisis realizados permitirá que el médico ajuste la dosis necesaria de insulina que precisa cada paciente y, a su vez, el paciente puede ir ajustándola aun más día a día, según las variaciones naturales que pueden producirse a lo largo de cada jornada, según las actividades que realizó y las comidas que ingirió.

Además de las tres o cuatro mediciones diarias, es conveniente realizar un autocontrol de seis veces al día, una vez por semana: antes del desayuno, almuerzo y cena y luego de estas tres comidas.

Los siguientes son los pasos para seguir en el autoanálisis de glucemia:

1 ▪ Lavarse y secarse bien las manos.

2 ▪ Aplicar en el dedo que se va a pinchar el desinfectante que indique el médico, ya que no conviene utilizar alcohol para que no modifique los valores de glucosa.

3 ▪ Antes de pinchar, confirmar que el dedo esté bien seco.

4 ▪ Apretar la zona de punción entre dos dedos, durante tres segundos, antes de pinchar.

5 ▪ Con un pequeño punzón o un dispositivo automático, realizar el pinchazo correspondiente. Volver a presionar con el índice y el pulgar de la otra mano, alrededor del pinchazo, para obtener una buena gota de sangre en la superficie.

6 ▪ Apoyar la gota de sangre en la tira reactiva. (Algunos modelos incluyen la tira adherida o insertada en el autoanalizador). En este caso, es conveniente retener el dedo en contacto con la tira hasta que el aparato emita una señal acústica. En el caso de los medidores no automáticos, dejar que la gota de sangre suba directamente por el interior de la tira hasta llenarla. A continuación, colocar la tira con la muestra sobre el reflectómetro).

7 ▪ Volver a desinfectar el dedo con desinfectante o alcohol, o lavarse otra vez las manos.

Un consejo...

La tira debe quedar bien llena; de lo contrario, debe volver a colocarse sobre la gota, presionando para que salga un poco más de sangre. Cuando se repita la toma de muestra para completar el llenado de la tira, la sangre no debe juntarse con más de quince segundos de intervalo porque puede inducir a error.

La medición de glucosa del aparato comenzará automáticamente; mientras que, en la pantalla, van a aparecer los segundos que faltan para el resultado.

Por último, aparece el número correspondiente al nivel de glucemia que tiene en ese momento el paciente. El aparato puede indicar el resultado definitivo con otra señal sonora o, al terminar, titilar los números de pantalla.

Los resultados de estos equipos son tan confiables como los de un análisis de laboratorio. Para obtener un resultado veraz, no es necesario realizar el estudio en un ambiente muy frío ni muy caliente. La temperatura debe estar entre los 14 y 40 grados. La humedad ambiente relativa no debe superar el 85 %.

El tubo que contiene las tiras aún no utilizadas debe estar siempre bien cerrado. Si se lo deja abierto por error durante un tiempo prolongado, las tiras reactivas pueden quedar inutilizables.

No almacenar el envase a temperaturas inferiores a los 2 °C ni superiores a los 32 °C.

Observar siempre la fecha de vencimiento.

CAPÍTULO 5

 Tratamiento de la diabetes

La importancia del tratamiento

La meta en el tratamiento para la diabetes consiste en que el nivel de azúcar en la sangre se mantenga tan cerca de lo normal como sea posible. Es decir, ni por encima de lo normal, ya que se originaría una hiperglucemia –con los riesgos que implica para el organismo tener el azúcar en sangre muy elevada–, ni tampoco muy bajo (hipoglucemia).

La estrategia para lograr este objetivo descansa sobre tres pilares básicos:

- Aplicaciones regulares de insulina.
- Ejercicio físico.
- Dieta a horarios regulares.

Las aplicaciones de insulina, el ejercicio físico y las comidas diarias se complementan con una herramienta clave: los medidores para el autocontrol. Dado que estos tres elementos básicos del tratamiento pueden elevar o reducir notablemente la glucosa en sangre, es necesario medir la glucemia para ajustar la cuota de insulina o alimentos o para determinar la necesidad de mayor o menor ejercicio.

El autocontrol permite chequear los niveles de azúcar en la sangre todas las veces que sea necesario. Y comprobar de qué forma la comida, el ejercicio y la insulina afectan los niveles de glucosa en sangre.

El tratamiento con insulina

El páncreas es quien se encarga de producir la insulina. Esta hormona es necesaria para el cumplimiento del proceso del metabolismo, donde los alimentos digeridos se transforman en energía, totalmente necesaria para el organismo.

Cuando hay carencia de insulina, la glucosa –una forma de azúcar producida cuando son digeridos azúcares y almidones– no puede ser utilizada como corresponde. Por lo tanto, termina por concentrarse en el flujo sanguíneo y llega a alcanzar altos niveles. Ahí es cuando se filtra por la orina.

Las personas que tienen la diabetes tipo 1 no logran producir la insulina suficiente para su cuerpo; por eso es que deben inyectarse diariamente insulina, para transformar la glucosa en energía.

En este caso, la insulina debe ser administrada por inyecciones (para ser absorbida lentamente por el flujo sanguíneo), ya que si se la introduce mediante pastillas, los jugos digestivos del organismo la destruyen.

Cada paciente debe estar al tanto de los tipos de insulina –por qué es necesaria, cómo actúa, etcétera–, aunque sea el médico el encargado de recetarla.

 UN CAMBIO NECESARIO

En la actualidad, las insulinas de origen bovino o porcino que se utilizaron durante muchas décadas han desaparecido prácticamente del mercado. Las actuales son de tipo humano desarrolladas por métodos de ingeniería genética, y son también llamadas drogas recombinantes.

Con estos métodos, hoy también se fabrican muchas hormonas para tratamientos de fertilidad asistida, entre otras sustancias naturalmente humanas que antiguamente requerían ser extraídas de la orina o de los tejidos de los animales.

Por tratarse de moléculas idénticas a las humanas, se logró mejorar la calidad de absorción y aprovechamiento de los medicamentos recombinantes, una mejor respuesta y menos casos de alergias o rechazos de los que presentaban los antiguos tratamientos con sustancias animales.

LA ADMINISTRACIÓN DE INSULINA

Existen diferentes formas de aplicación de la insulina: desde la clásica jeringa con aguja fina, hasta las lapiceras de aplicación automática o las bombas de insulina.

Asimismo, existen distintos tipos de insulina: algunas son de acción rápida y otras, de acción lenta.

El médico indicará cuál es el tipo de insulina por utilizar en cada caso en particular.

EL RÉGIMEN CONVENCIONAL DE INSULINA

Es el que se utilizaba antiguamente con todos los pacientes y, en la actualidad, se aplica en los pacientes recientemente diagnosticados hasta que se logra establecer un patrón glucémico e insulínico.

Consiste en aplicar una dosis invariable de insulina a horas fijas, siguiendo un plan estricto.

EL RÉGIMEN FLEXIBLE DE INSULINA

El médico puede indicarle a cada paciente, según la edad de éste y sus características psicológicas, un régimen flexible de insulina. Éste consiste en que el propio paciente o los padres del niño ajusten la dosis y determinen el momento de administrarla.

Un régimen flexible autoriza cambios en el horario y permite ajustar la dosis de insulina según la necesidad de cada paciente.

Por ejemplo, hay situaciones en las que es necesario aumentar la dosis de insulina si se consumió una comida con muchos carbohidratos o, por el contrario, disminuir la dosis de insulina si se realiza una práctica de ejercicio.

Asimismo, un régimen flexible también puede ayudar a mantener un control más estricto del nivel de azúcar en la sangre.

Para realizarlo, los padres o el paciente deben comprometerse seriamente con el tratamiento: chequear el nivel de azúcar en la sangre con frecuencia y mantener un registro de lo que el niño come. Un cuaderno donde se anotan todos estos datos es fundamental para recordar las actividades, comidas y aplicaciones de insulina, como así también las reacciones o descompensaciones que pudieron presentarse y poder transmitirlas al médico en la consulta.

Hay que recordar que tanto la hipoglucemia como la hiperglucemia son condiciones muy peligrosas para la salud, si no se tratan en forma inmediata a la aparición de los síntomas.

LA DOSIFICACIÓN DE LA INSULINA

Antiguamente, el médico establecía un patrón glucémico y de insulina de cada paciente e indicaba una dosis de insulina estable. La dosis se ajustaba cada tanto, una vez que aparecían episodios de hipo o hiperglucemia.

A partir de la aparición de los test caseros para chequear los niveles de azúcar en sangre, se hizo posible ajustar la dosis de insulina con mayor precisión, para adaptarla día a día e, incluso, variarla en diferentes momentos del día.

Este fue un gran paso para la calidad de vida y el estado de salud de los diabéticos, ya que del control estricto de la glucemia y la dosis justa de insulina depende su bienestar y se previenen las complicaciones a largo plazo.

Para ello, el propio enfermo o los padres del niño realizan el control de glucemia, de cuyo resultado dependerá la dosis de insulina para administrar inmediatamente.

En términos generales, si bien las indicaciones las da el médico para cada paciente en particular, las aplicaciones de insulina de acción corta se realizan antes de cada comida principal.

Es posible que el médico indique ajustar la cantidad de insulina siguiente, y que pida realizar una medición de glucosa o calculando la cantidad de calorías ingeridas en la última comida y cuál es el nivel actividad física de las siguientes 4 horas.

Para prevenir un aumento de los niveles de azúcar en la sangre durante la noche, debido a la falta de gastos de energía durante el descanso, muchos pacientes deben aplicarse una dosis de insulina de acción intermedia o lenta antes de acostarse.

Las pautas de aplicaciones las va organizando el médico a medida que se avanza en el tratamiento y los controles.

LA ELABORACIÓN DEL PERFIL GLUCÉMICO

El perfil glucémico es una excelente herramienta para los primeros días de tratamiento en un niño recientemente diagnosticado y también para evaluar si fuese necesario realizar cambios en el tratamiento que se desarrolla desde hace tiempo.

Consiste en la realización de siete mediciones de glucemia diarias para observar cómo reacciona el organismo ante cada dosis de insulina administrada, la comida ingerida y la actividad física que se realice. Además, posibilita realizar una valoración global del metabolismo del diabético y descubrir si se deben realizar cambios más ajustados a la situación actual.

Asimismo, permite anticiparse a las complicaciones mediante un chequeo realizado ante la sospecha de alteraciones glucémicas por cambios de hábitos; por ejemplo, una ingesta de carbohidratos superior a la acostumbrada, olvido de una comida, por el contrario, aumento de actividad física o disminución en su intensidad.

Los horarios de medición del perfil glucémico son los siguientes:

• Antes del desayuno, previo a la aplicación de la inyección de insulina de la mañana. Permite detectar si surgió algún problema con las glucemias durante la noche.

• Dos horas después del desayuno, que coincide con el momento previo a la hora de la colación de media mañana.

• Antes del almuerzo, previo a la inyección de insulina. Permite evaluar los resultados de la dosis de insulina aplicada previamente a media mañana, y si son satisfactorios, repetir la misma dosis por la tarde.

• Dos horas después de haber almorzado, coincidiendo con el momento previo a la hora de la colación de la tarde.

• Antes de la merienda, previo a la inyección de insulina de esa hora.

• Antes de acostarse, o sea dos horas después de la merienda, que coincide con el momento previo a comer la cena. Servirá para predecir si habrán riesgos de hipoglucemia mientras se duerme durante la noche.

• Durante la madrugada, sobre todo, si existen posibilidades de hipoglucemia nocturna.

APRENDIENDO A INTERPRETAR LOS RESULTADOS

Las mediciones del perfil glucémico tienen los siguientes valores normales:

a. Glucemia basal: es la que se realiza en ayunas, después de 6 horas o más sin haber ingerido ningún tipo de alimento.

b. Glucemia preprandial: es la que se lleva a cabo antes de las comidas principales del día, generalmente antes de inyectarse la insulina. Esta determinación es muy importante para realizar las variaciones necesarias en las cantidades de insulina que se deberán aplicar posteriormente al análisis. Esta medición es muy necesaria, especialmente si se está utilizando insulina de acción inmediata.

Buen nivel: de 80 a 110 mg/dl.

Nivel aceptable: 111 a 140 mg/dl.
Nivel muy alto: más de 140 mg/dl.

c. Glucemia postprandial: es la que se realiza dos horas después de haber comido. Generalmente coincide con los momentos previos a la ingesta de los suplementos alimenticios de media mañana, merienda y media noche.

Buen nivel: de 100 a 145 mg/dl.
Nivel aceptable: 146 a 180 mg/dl.
Nivel muy alto: más de 180 mg/dl.

LAS INYECCIONES DE INSULINA

La insulina debe administrarse en los diabéticos tipo 1 en forma de inyecciones para cubrir la carencia que sufren. La forma más usual de administración de insulina es la vía subcutánea. Excepcionalmente se recurre a la vía endovenosa, como en el caso de un coma diabético u otras urgencias. La razón por la cual la insulina se administra en forma inyectable y no por vía oral en forma de pastillas o jarabes —algo que los padres siempre preguntan a los médicos— radica en que el sistema digestivo destruye a la insulina antes de ser asimilada por el organismo.

Las inyecciones se aplican por vía subcutánea, utilizando jeringas provistas con agujas muy finas.

Es importante perder el miedo a la aplicación de una inyección. El procedimiento es muy simple y, en poco tiempo, los padres e incluso el niño podrán realizar la aplicación. Esto es lo más indicado para inyectar en el momento en que sea necesario sin tener que trasladarse a un centro de salud o esperar a que llegue una enfermera. Cuando se realiza correctamente, suele ser indoloro y sólo resulta un poco molesto.

La técnica es la siguiente:

1 ▪ Lavar y secar muy bien las manos.

2 ▪ Acomodar sobre la mesa de trabajo todos los elementos que se van a utilizar.

3 ▪ Abrir el envase de una nueva jeringa descartable y observar con atención si el envase se encuentra íntegro, sin cortes ni aberturas, de modo de asegurar su absoluta esterilidad.

4 ▪ Embeber con un poco de alcohol tres pompones de algodón.

5 ▪ Tomar un frasco de insulina, colocando la boca hacia abajo.

6 ▪ Con uno de los algodones con alcohol, limpiar la superficie del tapón de goma.

7 ▪ Retirar la tapita que cubre la aguja de la jeringa y pinchar en el centro del tapón de goma, quedando el fondo del frasco hacia arriba y la boca y la jeringa hacia abajo.

8 ▪ Observar que la punta de la aguja esté dentro del líquido del frasco y no en contacto con el aire o espacio vacío del interior del frasco. Una vez observado este detalle, arrastrar el émbolo hasta que el líquido llegue a la medida de la dosis por aplicar, de acuerdo con las indicaciones del médico.

9 ■ Retirar la jeringa y colocar la pequeña tapita de la jeringa para proteger la aguja de microorganismos hasta que se aplique.

10 ■ Pasar el otro algodón con alcohol sobre la piel de la zona elegida para la aplicación.

11 ■ Tomar la jeringa con la aguja hacia arriba y empujar apenas el émbolo hacia arriba para retirar el aire que podría haber en su interior. Este paso se realizará muy lentamente, observando la punta de la aguja. Parar cuando comienza a asomarse una gota del medicamento en el borde de la aguja.

12 ■ Sostener la jeringa con firmeza, como si fuera un lápiz, con la mano con la que se escribe –según sea diestro o zurdo.

13 ■ Con la otra mano, sostener entre los dedos y el pulgar una porción de piel o "rollito" con firmeza para que no se mueva durante la aplicación, pero sin presionar.

14 ■ Con seguridad, para no dudar ni mover la jeringa, insertar la aguja pinchando rápidamente en una dirección de 45 grados con respecto a la piel, hasta el tope (es una aguja muy pequeña). Si se hace rápido y sin dudar, duele menos que insertando la aguja muy despacio.

15 ■ No mover la aguja y sostener la jeringa con buen pulso.

16 ■ Empujar el émbolo lentamente para que penetre el líquido dentro del tejido subcutáneo.

17. Retirar lentamente la aguja y, a continuación, soltar la porción de piel. Cubrir el pinchazo con otro algodón con alcohol y presionar levemente con la yema de un dedo unos segundos, sin raspar ni frotar.

LOS HORARIOS DE APLICACIÓN DE INSULINA

El médico indicará los horarios de aplicación, los que dependen del tipo de insulina indicada, pues, como se indicó anteriormente, existen insulinas de acción retardada y otras de acción rápida. A algunas personas se les prescribe uno u otro tipo de medicamento y, a otras, una combinación de ambas.

En términos generales, una insulina de acción normal suele aplicarse entre 20 y 30 minutos antes de comer. Las de acción rápida deben aplicarse no más de 15 minutos antes de ingerir una comida.

 AJUSTAR LA INSULINA A LA DOSIS DE CARBOHIDRATOS INGERIDOS

Esta es otra medida importante que forma parte del autocontrol del paciente. Además de los registros diarios de glucemia con tests caseros, es necesario aprender a calcular la cantidad de hidratos de carbono que el niño ingiere por comida.

Estos nutrientes son los que afectan en mayor medida el nivel de glucemia o azúcar en sangre del paciente diabético. Por este motivo, la dosis de insulina puede variar según cada comida.

El médico tratante o los profesionales del equipo –por ejemplo, un nutricionista–, seguramente entrenarán a los padres y al niño en la forma de calcular los carbohidratos y cómo ajustar la dosis de insulina ante cambios en la dieta.

Glucosa en orina

La glucosuria o nivel de glucosa presente en la orina es otro dato que, a veces, puede ser necesario para la evaluación del paciente y el cálculo de la dosis de insulina.

Se obtiene fácilmente colocando tiras reactivas similares a las del autoanálisis de glucemia, pero específicas para detectar azúcar urinaria.

Se colocan dentro de un recipiente en donde se incorporó la muestra obtenida y, por una reacción de colorimetría por comparación de colores con la muestra del envase, se determina la cantidad de glucosa que está expulsando el organismo.

Azúcar en la orina, azúcar en la sangre

La presencia de azúcar en la orina es indicativa de una alta presencia de azúcar en la sangre. Cuando la tasa de glucemia —glucosa en sangre— supera la cifra de 175 a 200 mg/dl, el organismo intenta deshacerse del exceso y lo expulsa a través de la orina.

En realidad, normalmente se realiza una expulsión de orina desde los riñones a la vejiga de manera constante. Por este motivo, cuando se analiza una muestra de orina, las cifras obtenidas corresponden a la media de glucosa excretada desde la última vez que la persona orinó.

Para obtener un resultado confiable, hay que realizar un doble vaciado de vejiga. Este procedimiento consiste en orinar vaciando toda la vejiga y, a continuación, beber un vaso de agua y volver a orinar 30 minutos después. Los resultados de esta última muestra corresponderán al estado glucémico de la última media hora.

Es necesario tomar ciertas precauciones en el almacenamiento de las tiras reactivas para medición de glucosa en orina, ya que pueden sufrir alteraciones en las siguientes situaciones:

• Falsos positivos por la acción de restos o vapores de lavandina y otros tipos de limpiadores y desinfectantes.

• Falsos negativos por la ingesta y posterior eliminación por la orina de aspirina, vitamina C y otros medicamentos.

CAPÍTULO 6

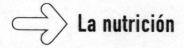 La nutrición

La dieta del niño insulino-dependiente

La dieta del diabético tiene como objetivo fundamental mantener una concentración de glucosa en sangre óptima para prevenir las complicaciones y los trastornos de gravedad que derivan de la hiperglucemia no tratada correctamente.

La alimentación es uno de los pilares del tratamiento y el cuidado de la salud del diabético. De una dieta equilibrada dependen muchos factores; por ejemplo, la prevención del desarrollo de trastornos y consecuencias de la descompensación y se puede reducir la dosis de insulina que se requiere cuando el cuidado en el equilibrio de carbohidratos y azúcares que se consumen es el correcto. Esto, además, mejorará la calidad de vida. Por todos estos motivos, es fundamental insistir en el control de la alimentación que se recibe a diario.

Una de las claves en la dieta del diabético es controlar la cantidad de ciertos alimentos que consume. No se trata solamente de cuidar el consumo de azúcares, sino también de los hidratos de carbono simples y complejos, además de las grasas y las proteínas.

Antiguamente, el tratamiento del insulino-dependiente se centraba únicamente en el control del aporte de azúcares, pero hoy se sabe que la diabetes no es simplemente una enfermedad de "azúcar en sangre", sino que es un trastorno complejo del metabolismo de todos los nutrientes, en el cual la principal responsable es la carencia de insulina.

REQUERIMIENTOS ALIMENTICIOS POR EDADES

• **Menores de 2 años:** necesitan una dieta semejante a los niños de su edad. Se aconseja la lactancia materna, y aproximadamente a partir de los 6 meses, la ingesta de alimentos sólidos simples.

• **De 2 a 5 años:** llevar una dieta que incluya carbohidratos naturales no refinados, como cereales integrales, panes, fideos y galletitas con salvado. Las comidas deberán ser relativamente baja en grasas. A esta edad, se aconsejan los lácteos semidescremados, no totalmente desgrasados.

• **Niños en edad escolar:** mantener una dieta rica en carbohidratos no refinados, ricos en fibra. Evitar el consumo excesivo de proteínas y reducir la grasa saturada (fiambres, panificación y pastelería industrial, galletitas envasadas, carnes rojas, aceites trans o hidrogenados).
Estimularlos en la práctica de ejercicios físicos regulares.

Grupos nutritivos de alimentos y nivel de consumo

Los alimentos clasificados de acuerdo con los diferentes grupos nutritivos deben consumirse en la siguiente proporción:

PROTEÍNAS

Corresponden a todos los alimentos de origen animal: carne de vaca, aves o pescados, huevos y, en menor medida, los productos lácteos.

Deben estar presentes en un 10 a 20% del consumo energético diario, excepto cuando hay trastornos de riñón asociados a la diabetes en que se indica un 0,6 a 0,8 g de proteína por kg de peso corporal al día.

LÍPIDOS

Se trata de todos los productos ricos en grasas y aceites. Deben representar menos del 30% del aporte energético diario y se deben distribuir de la siguiente manera:

• Menos del 10% deberán ser grasas saturadas: manteca, carnes rojas, lácteos enteros.

• Menos del 10% de grasas poliinsaturadas: aceite de oliva.

• Del 10% al 15% de aceites monosaturados: aceites comunes de cocina, como maíz o girasol.

El control de los lípidos o grasas ingeridas tiene que ver con una mejora en la sensibilidad de insulina y en las concentraciones de glucosa en la sangre.

La indicación del control de un peso adecuado se relaciona con una disminución en el riesgo de hiperglucemia, dislipemia (colesterol o triglicéridos elevados) e hipertensión.

Entre las dislipemias, puede presentarse un aumento del LBD (lipoproteínas de baja densidad) llamado también "colesterol malo". En este caso, se recomienda reducir las grasas saturadas a un 7% de la dieta diaria. Si se presentan concentraciones elevadas de triglicéridos, se indica una reducción en el total de lípidos ingeridos a menos del 10% diario. Esta dislipemia aumenta el riesgo de pancreatitis.

Nociones básicas sobre sustancias energéticas

CALORÍAS

Las calorías tienen que ver con la cantidad necesaria de energía que requiere el organismo para poder realizar sus funciones básicas: respiración, recambio de células, etcétera, sumada a la energía que se necesita para el crecimiento (en el caso de los niños y los adolescentes), más la que se necesita para realizar ejercicio físico.

La cantidad de calorías variará según la edad, el peso y la estructura.

Las calorías o energía que aportan los nutrientes son:

- Proteínas: 4 calorías por gramo.
- Grasas: 9 calorías por gramo.
- Carbohidratos: 4 calorías por gramo.

PROTEÍNAS

Son sustancias que están formadas por aminoácidos. El organismo las utiliza para la formación de células. Se encuentran, principalmente, en los alimentos de origen animal: pollo, pescado, carnes, huevo, leche, quesos. También están presentes en algunos alimentos vegetales, como los granos (lentejas, etcétera).

Las proteínas no se deben consumir en exceso y se las calcula de forma individual, teniendo en cuenta que aunque no eleven los niveles de azúcar en sangre, sí aportan grasas saturadas. Además, si hay exceso en la ingesta de alimentos de origen animal, se puede sobrecargar el trabajo de los riñones.

Para los adultos se suele aconsejar de 0,5 a 1 g por kg de peso; en los niños, de 1,5 a 2 g por kg.

GRASAS O LÍPIDOS

No se deben eliminar en forma completa de la dieta; simplemente hay que saber qué tipo de grasa es buena y consumirla en cantidad moderada, ya que son sustancias que aportan mucha energía y calorías.

Por un lado, existen las grasas saturadas. Están presentes en los alimentos de origen animal: manteca, tocino, carnes, cerdo, pollo, queso, etc. Suelen tener efectos nocivos, que dañan la salud: elevan los niveles de colesterol "malo" en la sangre y hasta pueden provocar obstrucción de las arterias.

Por otro lado, están las grasas insaturadas o poliinsaturadas. Se encuentran en los aceites, como el de maíz, girasol, etcétera. Conviene consumirlas en crudo y en cantidades moderadas, por ejemplo, en las ensaladas (para condimentarlas).

Además, existen las grasas monoinsaturadas, presentes en la aceituna, en el aceite de oliva, en las almendras, avellanas, maní, etcétera. No tienen efectos dañinos sobre el nivel de colesterol en la sangre, y también pueden ser consumidas en cantidades moderadas.

Los principales tipos de grasas que se miden en la sangre son:

• Triglicéridos

Tipo de grasa que se suele encontrar en la sangre; fuente de energía que las células utilizan y derivan de la absorción de las grasas de los alimentos. Los triglicéridos serían la manera que el organismo tiene de almacenar energía.

Si se consumen muchas calorías, se aumentan los niveles de triglicéridos, por eso, para que esto no se produzca, el consumo de grasas, azúcares y alcohol debe ser el mínimo indispensable.

• Colesterol

Tipo de grasa presente en casi todos los órganos del cuerpo. Participa en la producción de hormonas, vitamina D, membranas celulares y sustancias necesarias para la absorción de grasas.

Se hace necesario mantener un peso corporal adecuado para evitar que aumenten los niveles de colesterol y así evitar enfermedades cardiovasculares. Además, es recomendable hacer ejercicios y comer menos alimentos ricos en colesterol y grasas (carne de cerdo, huevos, frituras, manteca, etcétera).

• Fosfolípidos
Tipo de grasa que forma parte de las membranas celulares. Sus niveles varían muy poco con la dieta.

• Lipoproteínas
Combinación de lípidos con proteínas. Forma en la cual los lípidos son transportados en la sangre. Según el tipo y la cantidad de grasas existen varios tipos de lipoproteínas, a saber:

VLDL o lipoproteínas de muy baja densidad: Se encargan de transportar triglicéridos desde el intestino y el hígado hacia los músculos y el tejido adiposo (grasas almacenadas), para ser utilizados como energía o bien para ser acumulados; todo dependerá de las necesidades del organismo. Estas lipoproteínas contienen más triglicéridos y menos colesterol.

LDL o lipoproteínas de baja densidad: Son las que transportan colesterol desde el hígado hacia los otros tejidos y órganos del cuerpo. Contienen más colesterol y menos proteínas y triglicéridos. Debido a que entregan colesterol a los tejidos, se conocen como "colesterol malo".

HDL o lipoproteínas de alta densidad: Transportan el colesterol desde los diferentes tejidos hacia el hígado, para ser metabolizado y excretado en forma de sales biliares principalmente. Debido a que extraen el colesterol de los tejidos, se conocen como "colesterol bueno".

Entre los factores que afectan los niveles sanguíneos de colesterol, podemos mencionar:

1 ▪ Sobrepeso: contribuye a aumentar los niveles de colesterol.

2 ▪ Edad y sexo: según las investigaciones, a medida que aumenta la edad, aumentan los niveles de colesterol y, a su vez, éstos son mayores en los hombres.

3 ▪ Actividad física: con un cronograma de ejercicios regular se ayuda a disminuir los niveles de colesterol y la presión arterial, y aumentan las HDL (colesterol bueno);

4 ▪ Tipo de alimentación: si se consumen grasas en exceso o alimentos ricos en colesterol, se aumentan los niveles sanguíneos de colesterol.

Un consejo...

Para que disminuya el nivel de colesterol es necesario:
Consumir menos alimentos ricos en grasas.
Consumir menos alimentos ricos en colesterol.
Aumentar el consumo de fibra.
Mantener un peso adecuado.
Realizar actividad física en forma regular.

CARBOHIDRATOS

Existen dos grupos de carbohidratos: sencillos y complejos. Varios años atrás se creía que los diabéticos debían evitar la ingesta de pan, pastas, papa, etcétera. Hoy en día sucede todo lo contrario, se recomienda el consumo de estos alimentos, en cantidades apropiadas, según cada dieta particular.

Los carbohidratos sencillos se absorben más rápidamente en el torrente sanguíneo: el azúcar blanca o morena, la miel, etcétera. Se debe tratar de evitar su consumo, a no ser que sean permitidos en cierta cantidad por el profesional en nutrición que se encargue de asesorar al paciente. Las frutas también contienen carbohidratos sencillos; pero por contener fibra, su consumo es permitido diariamente.

Los carbohidratos complejos están presentes en el maíz, el trigo, la avena y los derivados (pan, galletas, pasta); también se encuentran en los tubérculos (papa, batata, etcétera) y en la banana. Se absorben más lentamente en la sangre y siempre se recomienda consumirlos en forma integral por su alto contenido de fibra.

Dentro de los alimentos que contienen carbohidratos se puede realizar la siguiente clasificación:

Alimentos prohibidos

Contienen más del 20% de carbohidratos.

Jugos de frutas envasados, bebidas gaseosas dulces, leche condensada, golosinas, miel, mermeladas, flan, tortas, pasteles, postres.
Frutas que contienen más del 20% de azúcares simples, como uvas, bananas maduras, dátiles, higos secos.

Alimentos permitidos libremente

Contienen menos del 5% de hidratos de carbono.

Corresponde a la mayoría de los vegetales, carne,
lácteos descremados, jugos y refrescos
sin dulce ni edulcorantes.

Alimentos racionados

Son permitidos en cantidades regulares.
Una ración equivale a 10 g de carbohidratos.

Corresponden a todas las féculas, legumbres y algunas verduras:
arroz blanco, garbanzos, arvejas, habas, chauchas, lentejas, papas,
pan de trigo, tanto blanco como integral, pastas no rellenas.
El resto de las frutas como duraznos, frutillas, mandarina, naranja,
manzana, damascos, melón, pera y sandía.

Pautas de alimentación

La Sociedad Argentina de Diabetes, en el "Consenso de pautas para la alimentación del diabético" establece una serie de medidas y recomendaciones.

En términos generales, señalan que las personas diabéticas, tanto adultos como niños, no necesitan alimentarse con productos especiales, sino que deben ingerir los mismos alimentos considerados saludables para toda la población, pero en una medida justa, determinada por su edad, el gasto de energía de cada persona, su ritmo de vida y adaptándose a los gustos personales de cada paciente.

En suma, de acuerdo con las recomendaciones del médico y el nutricionista de cada paciente, se elabora un plan de alimentación que indica el horario de las comidas, el tamaño de cada porción y la frecuencia con que debe consumírsela. Del cumplimiento de este plan, depende el nivel de compensación del organismo diabético y el bienestar de cada paciente.

Objetivos del plan de nutrición diabético

La dieta y el plan de nutrición del diabético buscan los siguientes objetivos:

1 ■ Mantener un peso corporal adecuado o reducirlo a valores recomendados.

2 ■ Mantener la glucemia en niveles cercanos a lo normal.

3 ■ Mantener valores normales de lípidos en sangre.

4   A través de los alimentos, obtener la cantidad adecuada de energía, según la edad, el sexo y el estado de salud del paciente.

5 ■ Realizar ajustes necesarios en la dieta para que sea compatible con el estilo de vida del paciente diabético.

6 ■ Lograr un estado general de salud óptimo.

Para el logro de estas metas, es fundamental que las comidas sean constantes en cantidad y en horarios regulares.
El tipo de control que se debe realizar en la alimentación del diabético es la reducción en la grasa, la sal y el azúcar.

La pirámide nutricional

Con una alimentación equilibrada, la persona se mantiene en un estado óptimo de salud y realiza sus actividades cotidianas con absoluta normalidad. Las necesidades calóricas varían de una persona a otra, según los distintos aspectos, como la edad o la actividad física.
Las recomendaciones de los especialistas sobre el modo en que deben incluirse los alimentos en una dieta equilibrada se pueden representar como una pirámide de la alimentación, en la que se explican las cantidades diarias de cada grupo de alimentos que deberían ingerirse.

1 - GRUPO DE ALMIDONES

2 - GRUPO DE FRUTAS Y VERDURAS

3 - GRUPO DE LAS CARNES Y HUEVO

4 - GRUPO DE LÁCTEOS Y DERIVADOS

5 - GRUPO DE LAS GRASAS

Según esta pirámide, los alimentos que se encuentran en el vértice superior (embutidos, grasas, señalados en el listado precedente con el número 5) se deben consumir de manera limitada.

La parte central (números 3 y 4) corresponde a los grupos de las carnes magras, los pescados y la leche y los productos lácteos, cuyo consumo deberá ser moderado.

La base de la pirámide (números 1 y 2) incluye los alimentos que deben consumirse con mayor frecuencia diaria: legumbres, verduras, hortalizas, frutas, pan, pasta, arroz y papas.

PROPORCIONES NUTRICIONALES

La dieta de un niño es siempre un tema delicado porque para su crecimiento necesita una cantidad determinada de nutrientes.

Sin embargo, en el caso del niño diabético estos requerimientos nutricionales deben equilibrarse con los cuidados que requiere su estado de salud para reducir el riesgo de hiperglucemia.

Las pautas nutricionales por seguir son las siguientes:

1 ■ Elegir los hidratos de carbono de absorción lenta y ricos en fibra, por ejemplo, pan, cereales, papas y legumbres.

2 ■ Las grasas vegetales, por ser insaturadas, son más beneficiosas que las animales, que son ricas en colesterol, con el consiguiente riesgo de aumento de lípidos en sangre.

3 ■ Las proteínas se obtienen de lácteos descremados, huevos, carnes rojas, pescados y algunos cereales.

4 ■ Elegir diferentes comidas que se adapten a los gustos de cada niño, para que sea un régimen alimenticio fácil de cumplir, pero siempre respetando los alimentos permitidos y las proporciones indicadas por el médico y el nutricionista.

5 ■ Reunirse con los profesionales cada 3 meses para realizar una evaluación del plan, ya que, eventualmente, puede ser necesario realizar cambios o ajustes de acuerdo con cambios en su nivel de actividad, gasto energético o hábitos cotidianos.

APORTE CALÓRICO DIARIO

El aporte calórico diario de un niño diabético no es muy distinto del de cualquier otro niño de la misma edad y peso, independientemente de la actividad que desarrolle.

Para los recién nacidos, se estima en 120 kcal/kg (kilocalorías por kilogramo de peso) y para los lactantes: 80-100 kcal/kg.

A partir del año y hasta los 10 años, la cantidad de calorías no debería exceder las 1.500 y, transcurrida esa edad, las niñas no deben superar las 2.000 calorías diarias. En cambio, los varones pueden llegar a consumir entre 2.000 a 2.500, en relación con el ejercicio físico que lleven a cabo y con su desarrollo corporal.

El aporte calórico total debe distribuirse de la siguiente manera:

Carbohidratos: deben representar el 50 a 60% de las calorías diarias ingeridas.

Fibras: 30 a 40 g/día.

Proteínas: 12 a 20% de las calorías totales.

Grasas: 25 a 30% de las calorías totales. El colesterol no debe superar los 300 mg/día.

Por otra parte, la distribución diaria de las calorías debe realizarse de la siguiente forma:

Desayuno:	entre 15 y 20% del total de calorías diarias.
Colación de media mañana:	entre 10 y 15%.
Almuerzo:	30%.
Merienda:	entre 10 y 15%.
Cena:	entre 25 y 30%.
Antes de dormir:	5%.

Consejos para una alimentación sana

1 ■ Comer siempre a la misma, hora ya que el cuerpo termina acostumbrándose y se anticipa con respuestas fisiológicas. Esto facilita la tarea de los controles y organiza las necesidades de insulina. Del mismo modo, permite mantener un nivel de insulina y de azúcar más estable que si se cambian permanente los horarios de las comidas.

2 ■ Ingerir seis comidas diarias, divididas en las cuatro comidas principales y dos colaciones, una a media mañana y otra a media tarde.

> ➡ Hay que evitar las llamadas calorías "vacías" que aportan un alto nivel de azúcar y ningún nutriente como los caramelos, los dulces y las bebidas gaseosas azucaradas. ──────

3 ■ Incorporar abundante cantidad de frutas y vegetales ricos en fibras, ya que aumentan la sensación de saciedad, un aspecto importante por controlar en los diabéticos que suelen tener hambre excesivo. De esta forma, se reduce el riesgo de aumentar la ración de comida con la posibilidad de que aumente el nivel de glucemia. Algunas de las frutas y verduras permitidas son la naranja, la manzana con cáscara, las peras, el zapallo, las zanahorias, las verduras de

hoja, las crucíferas, como coliflor, brócoli, repollo, tomate con cáscara y los cereales integrales.

4 ▪ Entre el 10 y el 20% de las calorías se pueden suministrar con las proteínas, tratando de no excederse de 0,8 g/kg/día. Asimismo, éstas deben ser de origen animal y también vegetal.

5 ▪ Menos del 10% de las calorías deberían proceder de las grasas saturadas. El consumo de colesterol debe limitarse a 300 mg/día, o incluso menos. Las grasas poliinsaturadas deben suponer un 10% de las calorías totales de la dieta. El resto, entre un 60 y un 70% de las calorías, se aportará con los carbohidratos y grasas monoinsaturadas.

→ En algunas ocasiones, puede ocurrir que el diabético rompa con su dieta o con su plan de actividad física. Si alguno de los tres pilares mencionados (dieta, ejercicio, medicación) se altera, también se deberá modificar el resto de los componentes, con el fin de que se pueda compensar el desequilibrio. Entonces, según la intensidad y duración del ejercicio físico se determinará cierto plan alimenticio, mientras que la ingesta de una comida demasiado rápida se compensará ajustando adecuadamente tanto la dosis de fármacos como la actividad física.

6 ▪ Al cocinar, disminuir o eliminar las grasas de origen animal y comer legumbres a menudo.

7 ∎ Si se comen legumbres, se puede limitar el consumo de carne. Se recomienda comer verduras y hortalizas (crudas o guisadas) al menos dos veces por día.

8 ∎ Las carnes, los pescados y los huevos (ricos en proteínas, contienen grasas, pero no hidratos de carbono) deben consumirse con moderación, tratando de que el pescado sea más frecuente que la carne.

9 ∎ En el caso de los adultos, no abusar de las bebidas con alcohol (especialmente del vino y de la cerveza); como máximo, se permiten dos vasos por día.

10∎Comer poco pero varias veces al día.

11∎Evitar los azúcares de absorción rápida, porque es sabido que elevan de forma brusca los niveles de glucosa en la sangre, y eso es lo que se trata de evitar.

Un asunto riguroso

Cada vez que una persona come, está incorporando una dosis mayor o menor de azúcar en la sangre y, por ello, hay que medir minuciosamente las cantidades.

El niño diabético y toda su familia deben tener presente que las comidas que ingiere pueden afectar su nivel de azúcar en la sangre si no se han administrado en la proporción, la calidad y el horario adecuados. Si no se siguen las pautas indicadas por el nutricionista, la forma en que se siente, su estado de ánimo y, por supuesto, su salud, se verán afectadas. En pocas palabras: el bienestar y la calidad de vida dependen, en gran medida, de qué coma, cómo y cuándo lo haga.

LA LISTA DE ALIMENTOS RECOMENDADOS

1 ▪ Los alimentos de origen animal deben ser siempre bajos en grasas, como el pescado y el pollo sin piel.

2 ▪ Reducir el consumo de carnes rojas, y sustituir algunas comidas por los primeros, o elegir un buen corte sin grasa, como lomo, cuadril o peceto. Por el mismo motivo, no se aconsejan los bifes de costilla o la carne picada. Limitar o evitar el consumo de fiambres y embutidos.

3 ▪ Los lácteos deben ser descremados. La leche, el yogur y la ricota descremada están permitidos, al igual que los quesos frescos o blandos.

4 ▪ Evitar los quesos duros o madurados porque contienen un alto porcentaje de grasas saturadas. Sin embargo, como los lácteos contienen proteínas, no son alimentos que puedan consumirse libremente. Hay que respetar las dosis de proteínas indicadas en la dieta médica o del nutricionista del equipo.

5 ▪ Evitar los jugos azucarados y las bebidas gaseosas. Sólo quedan reservados para el restablecimiento ante la emergencia de una hipoglucemia.

6 ▪ El plan alimentario tiene que ser variado para incluir diversidad de frutas y verduras.

7 ▪ Aumentar la ingesta diaria de fibras porque ayuda a controlar los niveles de lípidos en sangre. Las recomendaciones de fibra diaria son las mismas que para la población en general: de 20 a 35 g de fibra diaria tanto soluble como insoluble.

→ SUSTITUTOS DEL AZÚCAR

La dieta del diabético debe ser lo menos restrictiva posible. Puede comer pastas, frutas, pan y cereales, sólo que se debe controlar la cantidad y las proporciones de todos los nutrientes.

Lo que debe evitar totalmente es el consumo de azúcar.

Para endulzar las bebidas o los postres dietéticos, se pueden utilizar sustitutos permitidos, pero en cantidades mínimas. Uno de ellos es la fructuosa, el aspartame, la maltodextrina, entre otros. Son los que contienen las bebidas y los alimentos dietéticos o llamados "light".

Gelatinas, refrescos, jugos, postres para preparar en versión dietética son todos permitidos para los diabéticos y son muy bajos en calorías.

Con el apoyo de toda la familia

Tortas, dulces, golosinas, papas fritas. ¿Cómo privar a un niño diabético de todas esas delicias? Es cierto, los dulces, las golosinas, la comida "chatarra" son las preferidas por el paladar infantil pero, a la vez, son las de mayor riesgo para el organismo de una persona que sufre diabetes.

La clave está en realizar cambios alimentarios en toda la familia. A la hora de aconsejar a los padres de niños con trastornos renales, cardíacos o diabetes, la mayoría de los médicos y nutricionistas coinciden en un mismo consejo: incorporar a toda la familia al nuevo plan de alimentos.

Es cierto que implica cierto sacrificio para el resto de los integrantes, pero también se traducirá en un ejemplo de compromiso afectivo con el niño enfermo que lo ayudará a seguir adelante con los controles médicos y con el tratamiento indicado.

→ La dieta para una persona que sufre diabetes es similar a la que se recomienda llevar a cabo para el cuidado de la salud, ya que siempre es bienvenida la reducción del consumo de grasas y de azúcar. Esta indicación es importante para las comidas familiares, cuando todos los miembros de la familia se encuentran. No es bueno comer delante de un niño con diabetes los alimentos que tiene prohibido y que, seguramente, desea probar.

Un proceso de adaptación

Incrementar el consumo de pescados, frutas y verduras puede ser difícil al principio, pero se trata de una cuestión de tiempo, y de instalar nuevos hábitos. Las personas que no comen tantos dulces tienen el paladar más adaptado a las frutas, que pueden ser preparadas en platos atractivos a la vista, similares a los postres y las golosinas.

Lo mismo ocurre con las verduras y los pescados. En lugar de servirlos hervidos y en trozos, se pueden armar verdaderos "cuadros" con los platos, combinando colores y dibujando caritas con labios con los gajos de los tomates, ojos de aceitunas y nariz de zanahoria.

Los aderezos también tienen un lugar importante en la preparación de las comidas saludables. El jugo de limón, el queso rallado o las mayonesas dietéticas preparadas con vegetales mejorarán el sabor de las verduras, el pollo y el pescado.

CAPÍTULO 7

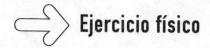 Ejercicio físico

Hacia una mejor calidad de vida

La práctica de ejercicios físicos es muy positiva para la mayoría de las personas diabéticas, ya que favorece la receptividad de la insulina, ayuda a mantener el peso adecuado, reduce el riesgo de contraer enfermedades cardiovasculares y mejora la sensación de bienestar.

La gimnasia consume energía corporal, traducida en grasas acumuladas y actúa favoreciendo la acción de la insulina aplicada. Por ese motivo, es necesario consultar con el médico acerca de cúales son los horarios recomendados para realizar actividad física, respecto de las aplicaciones de insulina, para prevenir una hipoglucemia. Estas indicaciones pueden parecen excesivamente minuciosas, pero son necesarias. Una vez que el niño y sus padres se familiarizan con los controles, aprenden a diseñar la estrategia más conveniente, de acuerdo con las respuestas que tiene cada organismo.

 El grupo familiar puede sumarse a la actividad física del niño. Caminatas, fútbol en el parque o la concurrencia a algún centro deportivo son algunos de los ejemplos de actividades que los padres y su hijo pueden compartir.

Por otra parte, el hecho de que el niño comparta el ejercicio físico con otros niños será una fuente de autoestima y disfrute de que mejorará, si fuera necesario, su estado anímico.

Sea como fuere, la práctica regular de ejercicios físicos que no sean ni muy intensos ni violentos (como las artes marciales o carreras de alta velocidad, que además estresan e inquietan) lleva al niño a un mayor contacto con su cuerpo, que favorecerá el aprendizaje de autocontrol y todos los cuidados que deberá desarrollar para convivir con su enfermedad a partir de la adolescencia y la juventud.

Ventajas de la actividad física

1 ■ El ejercicio es esencial para controlar el peso.

2 ■ La práctica de ejercicios aeróbicos reduce el riesgo de muchas dolencias, incluyendo enfermedades cardiovasculares.

3 ■ El ejercicio mejora la autoestima y hace que uno se vea mucho mejor.

4 ■ Disminuye los niveles de glucemia durante y después del ejercicio.

5 ■ Favorece la integración social.

6 ■ El ejercicio físico puede ayudar a aumentar el buen funcionamiento del sistema inmunológico.

Tanto durante la práctica deportiva como en el juego físico con otros niños (plaza, peloteros, juegos de corridas con otros niños), el niño diabético debe evitar llegar al agotamiento. Poco a poco, debe saber reconocer los síntomas de cansancio extremo para detenerse a tiempo.

Es importante tomar abundante cantidad de líquidos (no azucarados, salvo ante una hipoglucemia) durante y después de la actividad física.

Desventajas de la actividad física

1 ▪ Agravamiento de las lesiones vasculares o neuríticas, principalmente cuando se comienzan a realizar ejercicios de manera brusca, sin haber hecho, previamente, entrenamientos.

2 ▪ Hipoglucemias severas si no se controla la hora de aplicación de la insulina y si no se realiza una colación previa.

Qué ejercicios realizar y cuáles no

Los siguientes son los ejercicios físicos que se recomiendan en los niños diabéticos:

- Correr.
- Andar en bicicleta.
- Nadar.
- Saltar a la soga.

Estas actividades hacen que aumente la utilización de glucosa por parte del músculo y mejoran la sensibilidad a la insulina (esto se suma a la adaptación beneficiosa del sistema cardiorrespiratorio).

No se aconsejan los ejercicios de alta resistencia porque disminuyen la oxigenación de los tejidos en actividad y aumentan la tensión arterial (por ejemplo, levantamiento de pesas).

Un plan de ejercicios

La rutina de calentamiento debe durar alrededor de 10 minutos, y debe incluir movimientos suaves de todas las articulaciones, flexiones, círculos y extensiones. Por ejemplo:

1 ▪ Describir círculos con los tobillos (aproximadamente, 10 con cada uno).

2 ■ Ponerse de pie y flexionar las rodillas, llevando los talones hacia los glúteos (también 10 con cada pierna).

3 ■ Realizar círculos con las caderas, apoyando las manos en ellas.

4 ■ Levantar las rodillas hasta la altura del abdomen (10 con cada una).

5 ■ Mover los hombros, haciendo círculos de adelante hacia atrás y de atrás hacia adelante (10 con cada uno).

6 ■ Realizar círculos con los codos, las muñecas y el cuello.

7 ■ Caminar 5 minutos.

8 ■ Trotar en el lugar, levantando las rodillas, suavemente.

Durante el desarrollo de la sesión, se puede hacer una rutina de flexibilidad que dure 10 minutos. Se trata de ejercicios compuestos por flexiones y contracciones de 10 segundos, seguidas de un breve descanso.
Se deben flexibilizar:

- **Los gemelos.**
- **Los cuádriceps (parte anterior del muslo).**
- **Los bíceps femorales (parte posterior del muslo).**
- **Los aductores (zona interna del muslo).**
- **Los brazos (bíceps y tríceps).**
- **La espalda.**

Los ejercicios aeróbicos comienzan con 15 minutos de carrera, que se distribuyen de la siguiente manera:

- 7 minutos corriendo y 3 de descanso.
- La carrera sigue con 8 minutos más y culmina con 3 minutos de descanso.

Se puede reemplazar la carrera por la bicicleta.

A continuación se hará una rutina de flexibilidad, con una duración de 10 minutos, realizando flexiones y contracciones sostenidas por 10 segundos, seguidas de un descanso (aproximadamente tres series de 10 segundos cada una) de las siguientes zonas:

- Gemelos.
- Cuádriceps.
- Bíceps femoral.
- Aductores.
- Brazos.
- Espalda.

Debido a que los niños son espontáneos y no suelen planificar la actividad física que van a realizar, sus ejercicios deben ser controlados por sus padres, familiares o maestros, quienes deben estar pendientes ante cualquier síntoma para poder revertir la situación. Por ejemplo, ante posibles hipoglucemias, tener caramelos, azúcar, miel, etcétera, a mano.

En qué consiste un programa de entrenamiento

1 ▪ Individualizar y elegir el tipo de ejercicio aeróbico más conveniente para cada persona.

2 ▪ Sobrecarga progresiva: la intensidad y la duración de cada ejercicio deben ir aumentando semana tras semana.

3 ▪ Frecuencia del entrenamiento: para los diabéticos tipo 1 y tipo 2, en general, se recomienda una frecuencia de 3 a 5 veces por semana.

4 ▪ Espaciar las sesiones: como el ejercicio incrementa la sensibilidad a la insulina, ese efecto sólo suele durar entre 2 y 3 días; por eso, es conveniente no dejar más de uno o dos días de descanso entre sesión y sesión.

5 ▪ Duración del entrenamiento: depende de la intensidad de la actividad; si es de menor intensidad, debe llevarse a cabo durante más tiempo, y viceversa.

6 ▪ Para el control de peso: resultan importantes las sesiones largas, con trabajo moderado, promueven cierta pérdida de grasa y disminuyen el riesgo de lesiones.

7 ▪ En cuanto a tiempos: lo ideal, en la mayoría de los casos, es realizar sesiones de entre 30 y 45 minutos. Siempre debe haber un calentamiento previo y un estiramiento posterior a cada sesión.

8 ▪ Intensidad del entrenamiento: debe ser moderada, para evitar riesgos cardíacos, vasculares o complicaciones neu-

rológicas en diabéticos que tengan tendencia a desarrollar esos problemas. Para controlar la intensidad del ejercicio, la frecuencia cardiaca es la mejor guía y la que más se suele utilizar.

 LA FRECUENCIA CARDIACA MÁXIMA

Es fundamental conocer la frecuencia cardiaca máxima (FCM) de cada individuo, esto es, la mayor frecuencia que se puede producir durante el ejercicio sin que se produzcan alteraciones cardiovasculares. Para ello, se recomienda que el médico realice a cada paciente una prueba de esfuerzo.

Generalmente, para la mayoría de las personas diabéticas, la frecuencia cardiaca durante el entrenamiento oscila entre un rango de 60 a 75% de su frecuencia cardiaca máxima.

Deporte e hipoglucemia

La hipoglucemia, como ya se explicó anteriormente, es la consecuencia de una dosificación excesiva para las necesidades metabólicas de un momento determinado. Puede ocurrir que se produzca cuando se retrasa el horario de alguna comida, cuando se realiza un ejercicio físico poco habitual o cuando la dosis de insulina y la ingesta de hidratos de carbono no están bien equilibradas.

Hay que tener en cuenta que una reacción hipoglucémica se puede dar hasta 24 ó 48 horas después de haber realizado ejercicios físicos. Por ello, el diabético tiene que tratar de prestar atención a los síntomas que vayan apareciendo durante la práctica del ejercicio o deporte. Además, el consumo muscular de glucosa se produce durante la actividad y hasta algunas horas después, más que nada en las personas que no están entrenadas.

Tras haber hecho ejercicios por espacio de 45 minutos o más, conviene medir el nivel de glucemia cada dos horas, durante 12 horas y antes de irse a dormir.

La mayoría de los casos de hipoglucemia ocurren en pacientes que practican ejercicios de más intensidad o de duración prolongada. Otro caso en el que se puede desarrollar una reacción hipoglucémica suele presentarse cuando se practican ejercicios después de inyectar insulina o cuando se la administra en músculos que luego se van a ejercitar.

Para evitar hipoglucemias, los diabéticos bien controlados que practiquen ejercicios aeróbicos con regularidad deben tomar ciertas precauciones:

1 ■ Diseñar un programa de ejercicio físico con orientación del médico.

2 ■ Reducir, en forma moderada, la dosis de insulina (aproximadamente en 2 unidades). Ese ajuste de la insulina dependerá de diversos factores: la glucemia previa a la administración de insulina, la intensidad y duración del ejercicio, el tiempo transcurrido entre la administración de insulina y el ejercicio.

3 ■ Inyectar la insulina en músculos que no se vayan a ejercitar. Los expertos sugieren el área abdominal como lugar adecuado para la inyección de insulina, antes de realizar la actividad física.

4 ■ Aumentar la ingesta de hidratos de carbono antes del ejercicio.

5 ■ Ajustar los horarios de las comidas.

Cómo actuar ante una crisis hipoglucémica

El mejor tratamiento de la hipoglucemia es prevenirla. Para ello es útil que el diabético, sus familiares y compañeros conozcan las manifestaciones clínicas de la hipoglucemia y cómo tratarla.

Cuando comienza una crisis hipoglucémica, se aconseja ingerir rápidamente alrededor de 15 gramos de glucosa, (lo que equivale a 2 ó 3 cucharadas de azúcar, 150 ml de jugo de naranja o bebida de cola). Por ello, siempre que se vaya a reali-

zar una actividad física, hay que llevar algunos de estos productos u otros carbohidratos que sean de fácil digestión. También resulta clave indicarles a los familiares y amigos dónde se
guarda el alimento y tener a mano algún teléfono al que llamar
en caso de urgencia.

Si se trata de hipoglucemias muy severas, puede llegar a
ser necesario aplicar una inyección subcutánea de glucagón; la
puede administrar algún familiar o amigo (de la misma forma
que se aplica la inyección de insulina). Por eso, es importante
que el diabético enseñe a su núcleo más cercano cómo aplicar
las inyecciones.

APÉNDICE

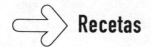 Recetas

Recetas saladas

ENSALADA MEDITERRÁNEA CON PASTA

- Ingredientes:

  250 g de macarrones
  300 g de tomates
  150 g de queso magro
  Jugo de 1 limón
  100 g de aceitunas verdes
  50 g de aceitunas negras
  4 cucharadas de aceite de oliva
  1 cucharada de perejil picado
  1 pizca de sal

- Preparación:

  Cocinar los macarrones en una cacerola con abundante agua y la pizca de sal, colarlos y enfriarlos.

  Cortar los tomates en pequeños cubos, del mismo modo que el queso magro y las aceitunas.

  Colocar el queso, las aceitunas y los cubos de tomate en una ensaladera amplia y agregar los macarrones, integrando todos los ingredientes con mucho cuidado.

  Justo antes de servir rociar con el jugo de limón, el aceite, y espolvorear con el perejil picado.

Nota: En la presente selección de recetas, el lector hallará algunas que también han sido incluidas en Vivir con diabetes, de esta misma editorial.

Ensalada de arroz

■ **Ingredientes:**

100 g de arroz
300 g de tomates medianos
2 zanahorias
1 ají verde
1 huevo duro
2 cucharadas soperas de perejil picado
2 cucharadas soperas de vinagre
3 cucharadas soperas de aceite de oliva
1 pizca de sal

■ **Preparación:**

Hervir el arroz en abundante agua. Moverlo con una cuchara de madera cada tanto para que no se apelmace.

Cocinar a fuego fuerte durante 12 a 15 minutos. Colarlo y mojarlo bajo el chorro del agua fría y dejar escurrir bien.

Lavar los tomates y cortarlos en cubos.

Pelar o raspar la cáscara de las zanahorias y rallarlas.

Retirar el cabo y las semillas al ají, y cortarlo en cubos lo más pequeños posible.

Mezclar todos los ingredientes en una ensaladera amplia.

Rociar con una vinagreta, preparada con el resto de los ingredientes: aceite de oliva, sal, vinagre y perejil picado.

Espolvorear con huevo duro picado, justo antes de servir.

PIZZA DE VEGETALES

- Ingredientes para la masa:
  100 g de harina integral
  15 g de levadura fresca
  6 cucharadas de agua
  1 cucharada de aceite de oliva
  1 pizca de sal
- Ingredientes para el relleno:
  30 g de champiñones
  1 cebolla pequeña
  20 g de aceitunas
  1 diente de ajo picado
  1 tomate triturado
  1 cucharada de arvejas cocidas
  1 ají verde
  Perejil, albahaca, pimienta
  y orégano, cantidad necesaria

- Preparación:

  Mezclar la levadura con la harina y la sal. Agregar poco a poco el aceite y el agua apenas tibia en el centro. Amasar hasta obtener una masa homogénea y elástica que no se pegue en los dedos. Estirarla con el palo de amasar hasta dejarla redonda y fina.

  Dejar reposar media hora, tapada con un repasador en un lugar tibio de la cocina sin corrientes de aire para que leve.

  Colocarla en una placa para horno o pizzera, previamente untada con aceite.

  Hornear durante 15 a 20 minutos a fuego mediano sin que se llegue a dorar.

  Retirar del horno, añadir el tomate triturado y todos los ingredientes del relleno.

  Espolvorear con las especias y llevar nuevamente al horno hasta que gratine.

ARROZ CON VERDURAS

- **Ingredientes:**

  1 taza de arroz

  1 cebolla grande

  2 dientes de ajo

  1 cucharadita de perejil

  2 tomates

  1 lata de arvejas

  1 zanahoria

  200 g de zapallo

  4 cucharadas de aceite de oliva

  1 taza de caldo de verduras

- **Preparación:**

  Limpiar la zanahoria y el zapallo y cortarlos en daditos.

  Picar la cebolla y el ajo.

  Colocar el aceite en una cacerola y, cuando esté caliente, saltar el ajo y retirar. En un mortero, machacarlo junto con perejil.

  Freír la cebolla picada y, cuando esté transparente, agregar la zanahoria y el zapallo.

  Rehogar a fuego lento hasta que se cocinen completamente. Luego, añadir los tomates pelados y las arvejas. Cocinar durante 5 minutos más.

  Agregar el arroz, dando vueltas sobre el fuego.

  Incorporar el caldo de verduras y cocinar durante 12 a 15 minutos.

PASTEL DE PAPAS SIN CARNE

■ Ingredientes:

500 g de papas
300 g de tomates
1 cebolla grande
1 cucharadita de hierbas aromáticas
1 cucharada de pan rallado
1 cucharadita de perejil picado
4 cucharadas de aceite de oliva
Ajo y pimienta

■ Preparación:

Cocinar las papas con su cáscara. Pelarlas y cortarlas en rodajas y disponerlas en una asadera aceitada.

Espolvorearlas con ajo, perejil y pimienta.

Cortar la cebolla en aros y colocarlos sueltos sobre las papas.

Proceder del mismo modo con los tomates pelados y picados.

Espolvorear con pan rallado, pimienta y las hierbas aromáticas bien picadas.

Rociar con el aceite. Cocinar en horno moderado hasta que el tomate se cocine.

POLLO A LAS FINAS HIERBAS

- **Ingredientes:**

  1 pollo

  1 cucharadita de perejil

  2 dientes de ajo

  1 ramito de apio

  1 cebolla

  1 pizca de sal

  1 pizca de pimienta

  Albahaca, orégano y romero,

  cantidad necesaria

- **Preparación:**

  Limpiar y retirar toda la piel del pollo.

  Lavar las hierbas y picarlas finamente.

  Picar el ajo y cortar el apio en rodajas finas.

  Pelar y picar la cebolla.

  Untar el pollo con la mezcla de hierbas, cebolla y ajo por fuera y por dentro.

  Condimentar el pollo con sal y pimienta y colocarlo en una fuente para horno.

  Colocar el pollo en la asadera y cocinar durante media hora. Darlo vuelta y cocinar durante veinte minutos más.

CAZUELA DE POLLO

■ Ingredientes:

1 pollo cortado en pequeñas presas
1 cebolla grande
200 g de maíz cocido
1 pizca de tomillo
4 cucharadas de aceite de oliva

■ Preparación:

Dorar el pollo con el aceite en una sartén y dar vuelta las presas. Espolvorear con tomillo y llevarlo al horno caliente. Darlo vuelta luego de 20 minutos.
Agregar los granos de maíz y la cebolla picada finamente. Dejar hornear durante 10 minutos más y servir.

PESCADO AL HORNO

■ Ingredientes:

600 g de salmón o merluza
500 g de tomates
1 cebolla
500 g de zapallitos
Tomillo, laurel, sal
y pimienta blanca
4 cucharadas de aceite de oliva

■ Preparación:

Hacer una salsa con los tomates, el aceite, el tomillo, el laurel, la cebolla picada, pimienta y sal. Añadir los zapallitos en rodajas.
Disponer la preparación en una fuente para horno.
Colocar el pescado sobre la salsa de tomates y los vegetales.
Cocinarlo en horno moderado hasta que esté listo.

MERLUZA AL HORNO

■ **Ingredientes:**

1 merluza de 1 kg, descamada
1 cebolla grande
4 cucharas soperas de aceite de oliva
Jugo de 1 limón
Sal, cantidad necesaria

■ **Preparación:**

Lavar bien la merluza para retirar las escamas que hayan quedado.
Colocar en una fuente para horno.
Realizar unos cortes en diagonal en la piel e insertar los aros de cebolla.
Rociar con sal, jugo de limón y aceite.
Llevar al horno mediano a bajo hasta que esté listo.
Acompañar con un puré de papas.

CANELONES DE ATÚN

■ **Ingredientes:**

8 panqueques
1 lata grande de atún
300 g de tomates
1 cebolla pequeña
4 cucharadas de perejil picado
Medio ají verde
1 taza de leche descremada
40 g de queso rallado
4 cucharadas de aceite de oliva
Albahaca fresca, a gusto

■ **Preparación:**

Mezclar el aceite, la leche y el queso a fuego lento hasta formar una crema.

Triturar los tomates sin las semillas y mezclarlos con el atún y la cebolla, el perejil y el ají bien picados. Rellenar con esta pasta los canelones.

Aceitar una placa para horno y colocar los canelones.

Verter sobre ellos la crema. Espolvorear con un poco de albahaca y dejar en el horno hasta que se gratinen.

MERLUZA EN SALSA VERDE

■ **Ingredientes:**

500 g de filetes de merluza
20 g de harina
1 cebolla mediana
2 cucharadas soperas de aceite
1 cucharada de estragón o albahaca frescos y picados
3 cucharadas de hojas de espinaca picadas
Caldo de pescado o de verduras
Sal y pimienta, cantidad necesaria

■ **Preparación:**

Poner el caldo en una cacerola y agregar el pescado previamente lavado y salpimentado. Tapar bien y cocinar durante 5 minutos.

Retirar el pescado con una espátula para que no se rompan los filetes y reservar.

Llevar el caldo a punto de ebullición e incorporarle la espinaca y las hierbas finamente picadas.

Saltear en otra cacerola la cebolla con el aceite y, cuando esté

*transparente, incorporar la harina y revolver unos segundos. Retirar
del fuego y agregar, poco a poco, el caldo hirviendo, y batir bien para evitar la formación de grumos. Reducir un poco hasta espesar.
Servir los filetes salseados con la preparación verde.*

CANELONES DE CARNE

- Ingredientes:
- Para la salsa blanca:

8 panqueques
Carne de ternera picada sin grasa
250 cc de leche descremada
2 cucharadas de harina
2 cucharadas de aceite de oliva

- Para la salsa roja:

1/2 cebolla picada
1 ajo machacado
500 g de tomates maduros

- Preparación:

*Cocinar las placas de canelones al dente o preparar los panqueques
como en la receta anterior.*

*Preparar una salsa blanca con la leche, la harina y el aceite, y reser-
varla.*

*En otra cacerola, rehogar el ajo, la cebolla y los tomates para formar
una salsa. Incorporar la carne picada junto con la salsa de tomates.
Cocinar a fuego lento.*

*Rellenar los canelones con esta preparación y colocar en una asa-
dera o fuente para horno.*

*Rociar con la salsa blanca y cocinar en el horno previamente calen-
tado hasta que se gratinen.*

Ingredientes:

6 cucharadas de caldo de verdura
1 cucharada de rocío vegetal de oliva,
o aceite de oliva
1 cebolla chica cortada en rodajas
1 diente de ajo picado
2 zapallitos cortados en cubitos
1 berenjena pelada y cortada en cubitos
1/2 pimiento rojo cortado en cubitos
2 tomates redondos pelados y cortados
en cubitos
1/4 de cucharadita de ají molido
Sal y pimienta, a gusto

■ Preparación:

Untar una sartén grande con un poco de aceite de oliva; verter el caldo y llevar a fuego moderado. Cuando rompa el hervor, agregar la cebolla y cocinarla hasta que esté transparente.

Luego, incorporar el ajo, la berenjena y los pimientos. Tapar la sartén y cocinar a fuego suave durante 8 minutos; cuidar de revolver de tanto en tanto.

Agregar los zapallitos, los tomates y el ají molido. Salpimentar y continuar la cocción durante 5 minutos más.

Tomar una fuente para horno y colocarle rocío vegetal de oliva (si no se tiene este ingrediente, pasar un algodón con aceite de oliva, untando con él toda la fuente).

Tomar porciones de pasta cocida y enroscarlas en forma de nidos. Colocar en la fuente.

En el centro de cada nido, volcar una porción de la salsa preparada. Gratinar en un horno caliente durante 5 minutos. Se puede decorar con perejil y servir.

Pollo en su jugo

■ **Ingredientes:**

1 pollo
1 cebolla
1 cebolla de verdeo
1 diente de ajo
2 pimientos colorados
400 ml de caldo de pollo
3 papas medianas
12 espárragos
3 zanahorias´
Aceite de oliva, cantidad necesaria

■ **Preparación:**

Separar el pollo en 2 pechugas con hueso, 2 patas y 2 muslos.

En una cacerola (previamente rociada con aceite de oliva), a fuego lento, colocar la cebolla en láminas finas y la cebolla de verdeo picada, un diente de ajo y los pimientos cortados a lo largo.

Rehogar todo, añadir el pollo y dorar de ambos lados.

Colocar el caldo por encima hasta cubrir la mitad.

Agregar las papas cortadas en forma de tubo (utilice un cortapastas) y ahuecadas apenas en un extremo.

Llevar a horno medio, tapado, durante 25 minutos.

Cocinar al vapor los espárragos y las zanahorias cortados en rodajas, dejando las cabezas de 4 cm.

Agregar todo a la preparación anterior y servir.

MERLUZA PRIMAVERAL

■ Ingredientes:

1 merluza entera y limpia
5 zanahorias peladas y cortadas
en rodajas
3 tallos de apio cortados en trocitos
1 cebolla cortada en tiras (juliana)
2 papas peladas y cortadas en rodajas
250 cc de caldo de verduras
3 dientes de ajo picados
1/2 taza de puré de tomate
Ral y pimienta
1 cucharada de perejil picado
Rodajas de limón
Aceite de oliva, cantidad necesaria

■ Preparación:

*Colocar el caldo y los vegetales cortados en una cacerola, salpimen-
tar, tapar y cocinar a fuego lento durante 20 minutos.*

*Ubicar el pescado en una fuente de horno, ligeramente aceitada; es-
currir los vegetales y ubicarlos encima del pescado.*

*Mezclar el puré de tomates con el ajo y el fondo de cocción de las
verduras; condimentar con sal y pimienta a gusto.*

*Cocinar la preparación a fuego lento y, una vez que rompa el hervor,
verter sobre el pescado.*

*Cocinar en el horno entre 30 y 35 minutos a temperatura moderada.
Dejar enfriar.*

*Se puede servir el pescado decorado con rodajas de limón y ramitas
de perejil.*

BROCHETAS DE PESCADO

■ Ingredientes:

2 cucharadas de jugo de limón
1 cucharada de ajo picado
1 cucharadita de ají molido
1 cucharadita de coriandro en polvo
1/2 cucharadita de sal
1 cebolla grande
2 cucharadas de yogur natural,
descremado
1 cucharada de jengibre fresco rallado
1 cucharadita de comino
1/2 cucharadita de cúrcuma en polvo
3/4 kg de carne de pescado blanca,
cortado en trozos de 3 cm o camarones
1 pimiento rojo
Perejil fresco, picado y rodajas de limón

■ Preparación:

En un recipiente, mezclar el jugo del limón, el yogur, el ajo, el jengibre, el ají molido, el comino, el coriandro, la sal y la cúrcuma.
Agregar el pescado e impregnarlo con la marinada.
Tapar y refrigerar durante 30 minutos. Precalentar la parrilla.
Armar cuatro brochetas de 30 a 35 cm, alternando pescado, cebolla y pimiento.
Acomodar las brochetas en la parrilla y asarlas durante 3 minutos de cada lado.
Colocar en una fuente caliente, adornar con perejil y rodajas de limón y llevar a la mesa.

Recetas dulces

HELADO DE FRUTILLAS

- **Ingredientes:**
  300 g de frutillas
  Medio vaso de agua
  2 cucharadas soperas de edulcorante
  en polvo

- **Preparación:**
  Lavar bien las frutillas.
  Licuar junto con el agua y el edulcorante.
  Distribuir el licuado de frutillas en envases individuales de plástico rígido y colocar en el congelador o freezer.

HELADO DE DURAZNOS

- **Ingredientes:**
  5 duraznos grandes y maduros
  Medio vaso de agua
  2 cucharadas soperas de edulcorante

Preparación:
Pelar y descarozar los duraznos.
Batirlos en licuadora con el agua y el edulcorante.
Incorporar el agua y el edulcorante.
Distribuir en moldes pequeños aptos para freezer o congelador.

SORBETE DE LIMÓN

- **Ingredientes:**

  200 cc de leche descremada
  Jugo y ralladura de la cáscara
  de 1 limón
  1 clara de huevo
  Edulcorante líquido, cantidad necesaria

- **Preparación:**

  Mezclar todos los ingredientes, excepto la clara, en la batidora.
  Añadir edulcorante líquido a gusto.
  Colocar en el freezer hasta que se haya enfriado.
  Retirar del freezer, añadir la clara a punto de nieve y mezclar bien suavemente.
  Volver a refrigerar hasta que esté bien helado.

SOUFFLÉ DE QUESO BLANCO

- **Ingredientes:**

  300 g de queso blanco descremado
  2 huevos
  1 cucharada sopera de almidón de maíz
  1 cucharadita de café de extracto
  de vainilla
  Ralladura de la cáscara de 1 limón
  3 cucharadas soperas de edulcorante
  en polvo
  100 g de duraznos en cubitos pequeños
  10 g de manteca

- Preparación:

Untar 4 moldes pequeños para soufflé al horno con manteca.

Batir las yemas con el edulcorante. Añadir el almidón de maíz, el queso blanco, la vainilla y la ralladura de limón. Mezclar bien.

Batir las claras a punto de nieve e incorporar cuidadosamente a la preparación anterior.

Incorporar el durazno (o la fruta elegida) con el jugo escurrido.

Disponer la preparación en los moldes y cocinar en el horno moderado durante 30 minutos.

Servir caliente.

MOUSSE DE NARANJA

- Ingredientes:

Jugo de 4 naranjas
8 yemas
3 cucharadas soperas de edulcorante en polvo
3 sobres de gelatina sin sabor

- Preparación:

Batir las yemas. Exprimir el jugo de las naranjas y disolver la gelatina, previamente disuelta en dos cucharadas de agua bien caliente. Mezclar el jugo con las yemas.

Batir las claras a punto de nieve y agregar, sin dejar de batir, el edulcorante en polvo.

Incorporar poco a poco las claras en la crema de naranja.

Enfriar un mínimo de 3 horas en la heladera, en un molde grande o en cuatro individuales.

MOUSSE DE MANZANA

- Ingredientes:

  1 kg de manzanas verdes
  1 pote de yogur
  1 sobre de gelatina sin sabor
  Jugo de 1 limón

- Preparación:

  Pelar las manzanas. Quitarles el corazón y cortarlas en tiras finas.

  Colocarlas en una cacerolita y rociarlas con el jugo de limón para que no se oscurezcan por la oxidación.

  Llevar a fuego suave y cocinarlas durante 10 minutos.

  Aplastar la manzanas con una cuchara o triturar con un procesador de mano hasta obtener una crema homogénea.

  Disolver la gelatina en un poquito de agua fría e incorporar el puré de manzanas bien caliente, mezclando bien para que la preparación quede homogénea.

  Dejar enfriar ligeramente la crema de manzana y añadirle el yogur.

  Mezclar bien. Colocar esta "mousse" en una gran ensaladera de vidrio o en compoteras individuales.

  Enfriar en la heladera durante 3 horas o hasta que la gelatina tome cuerpo.

ESPUMA DE MELÓN

■ **Ingredientes:**

400 g de melón
2 cucharadas soperas de edulcorante
4 huevos
1 sobre de gelarina sin sabor

■ **Preparación:**

Pelar el melón, sacarle las semillas y cortarlo en dados.
Colocarlos en una cacerola a fuego mínimo para que el melón se ablande.
Luego aplastarlo con un tenedor para formar un puré.
Añadirle las yemas, ligeramente batidas, y llevar nuevamente al fuego bajo, revolviendo continuamente hasta que se espese.
Ablandar en agua fría la gelatina y luego disolver en la crema de melón bien caliente.
Revolver bien para que se mezcle toda la preparación.
Dejar enfriar.
Batir las claras a punto de nieve firme e incorporar el edulcorante.
Adicionar las claras a la crema de melón.
Colocar el batido en una copa.
Dejar enfriar en la heladera durante 4 horas antes de servir.

GELATINA DE CEREZAS

■ **Ingredientes:**

400 g de cerezas
2 sobres de gelatina sin sabor
2 cucharadas soperas de edulcorante

■ **Para la salsa:**

200 g de cerezas
1 cucharada sopera de edulcorante

■ **Preparación:**

Lavar y enjuagar bien las cerezas. Retirar los carozos y hacer un puré con ellas. Añadir un poco de agua para obtener medio litro de jugo de cerezas.

Endulzar con edulcorante.

Hidratar la gelatina en agua fría y, a continuación, cocinar a fuego mínimo para que se disuelva, sin que llegue a hervir.

Mezclar la gelatina disuelta con la crema de cerezas y llevar a la heladera para que solidifique en un molde grande.

Desmoldar previamente la gelatina y acompañar con la salsa tibia de cerezas.

Llevar a fuego muy suave las cerezas con un poco de agua. Retirar del fuego y endulzar con edulcorante. Servir sin deshacer la fruta.

GALLETITAS INTEGRALES DE NARANJA

■ **Ingredientes:**

200 g de harina integral

70 g de copos de salvado

2 cucharaditas de levadura

Ralladura de la cáscara de una naranja

1 pizca de sal

60 g de margarina

70 g de puré de papas

Edulcorante líquido

1 huevo

3 cucharadas de jugo de naranja

1 cucharadita de margarina

Aceite, cantidad necesaria

■ **Preparación:**

Precalentar el horno a fuego mediano.

Mezclar la harina, el salvado, la levadura, la ralladura de naranja y la sal. Agregar la margarina en trocitos y trabajar la masa.

Incorporar el edulcorante al puré de papas y añadir a la mezcla inicial.

Batir todo junto con el huevo y el jugo de naranja hasta obtener una pasta firme. Estirarla sobre la mesada enharinada hasta que quede delgada.

Cortar en círculos o cuadrados de 5 cm aproximadamente o utilizar un cortante para galletitas con formas infantiles.

Disponerlas sobre una placa para horno aceitada y hornear durante 15 a 20 minutos o hasta que estén crujientes, pero sin que lleguen a tostarse.

Dejar enfriar sobre una rejilla y guardar en un recipiente hermético cuando estén bien frías.

TARTA DE CIRUELAS

■ **Ingredientes:**

3 cucharadas soperas de edulcorante en polvo

750 g de ciruelas maduras

Masa para tarta

1 galleta de sémola sin sal (o varias galletitas de agua)

1 nuez moscada

Aceite. cantidad necesaria

■ **Preparación:**

Precalentar el horno a fuego medio.

Cortar las ciruelas en dados y quitarles el carozo.

Aceitar una tartera y colocar la masa. Espolvorear sobre ella las galletitas sin sal bien desmenuzadas para que absorban el jugo y para que se cocine bien la masa. Colocar las ciruelas sobre la masa, bien pegadas entre sí.

Cocinar en horno moderado durante 35 minutos. Luego retirar y espolvorear con el edulcorante en polvo y volver a cocinar durante 10 minutos más para que las frutas se endulcen bien.

Servir caliente o fría.

TARTA DE FRAMBUESAS

■ **Ingredientes:**

120 g de harina

50 g de manteca con poco contenido de grasa

4 cucharadas soperas de queso blanco descremado

250 g de frambuesas

3 huevos

60 g de ricota descremada

100 cc de leche descremada

4 cucharadas soperas de edulcorante en polvo o granulado

■ **Preparación:**

En un recipiente, echar la harina, el queso blanco y la manteca en dados. Batir con la batidora hasta conseguir una pasta homogénea. Espolvorear la mesada con harina para extender la masa con facilidad. Doblarla en 2, luego en 4, y volver a estirar con el palo de ama-

sar hasta lograr el tamaño adecuado. Colocarla dentro de un molde
o tartera. Cortar el sobrante alrededor del borde del molde.
Colocar sobre la masa las frambuesas la fruta elegida, previamente
lavada y cortada en cubos.
En un bol, batir los huevos como para hacer una tortilla y agregar la
leche, la ricota y el edulcorante en polvo. Colocar esta crema sobre
las frutas.
Cocinar en horno mediano durante 45 minutos.

TARTA DE MANZANAS

- **Para la tarta:**

  1 taza de harina
  1 cucharadita de nuez moscada molida
  1 cucharadita de canela molida
  1 pizca de sal
  3 cucharadas de margarina
  1 huevo
  2 cucharadas de leche descremada
  2 manzanas

- **Para la cobertura:** 1 cucharadita de canela molida

- **Preparación:**

  Mezclar en un bol la harina, la nuez moscada, la canela y la sal.
  En otro recipiente, batir el azúcar y la margarina hasta que esté espu-
  mosa. Incorporar el huevo y la leche y batir un minuto .
  Mezclar ambas preparaciones, incorporando la pasta de harina a la
  del huevo. Incorporar las manzanas, previamente cortadas en daditos. Verter la mezcla en una budinera previamente aceitada.
  Añadir la canela. Llevar a horno precalentado a temperatura media,
  durante aproximadamente 45 minutos. Observar el punto justo hasta
  que los bordes se vayan dorando.

NATILLAS

- **Ingredientes:**
  30 g de almidón (fécula) de maíz
  3 yemas de huevo
  500 cc de leche descremada
  Cáscara de 1 limón
  Edulcorante a gusto

- **Preparación:**

  Poner el almidón de maíz en un recipiente y añadir un poco de leche fría, diluyéndola bien. Añadir las yemas mientras se bate.

  En una cacerola, colocar el resto de la leche con la cáscara de limón y el edulcorante. Llevar al fuego hasta que hierva y añadir, sin dejar de revolver, la mezcla de almidón y leche.

  Cuando la mezcla esté bien homogénea, llevar nuevamente al fuego, sin dejar de revolver con cuchara de madera, hasta que vuelva a hervir. Cuando espese, retirar y verter en un bol grande o en comporteras individuales.

  Enfriar en la heladera.

MERENGUE DE FRUTAS

- **Ingredientes:**
  1 cucharada de melón picado
  1 cucharada de mango picado
  1 clara de huevo

- **Preparación:**

  Batir la clara a punto de nieve y endulzar con el edulcorante.
  Procesar las frutas hasta formar un puré y mezclar con el merengue.
  Servir frío.

Glosario

- **Aceituna negra:** Oliva recolectada madura y conservada en aceite o salmuera.
- **Aceituna verde:** Oliva de primera recolección, conservada en salmuera.
- **Ají molido:** Pimiento, guindilla, achú. Fruto de una planta de América meridional, molido, que se utiliza para sazonar.
- **Ajo:** Planta de la familia de las Liliáceas, de 30 a 40 cm de altura, con hojas ensiformes muy estrechas y flores pequeñas y blancas. El bulbo es también blanco, redondo y de olor fuerte y se usa mucho como condimento.
- **Albahaca:** Alábega, alfabega, alfavaca, basílico, hierba de vaquero.
- **Almidón de maíz:** Fécula de maíz.
- **Apio:** Celeri, arracacha. Tubérculo originario de los Andes.
- **Arroz:** Casulla, macho, palay. Planta originaria de la India oriental, crece en terrenos muy húmedos y su fruto es un grano oval, harinoso y blanco, muy rico en almidón, al que se le quita la envoltura y se pule. Grano de esta planta. Cocido es un alimento muy nutritivo y digestivo. Es la base de la alimentación de los pueblos orientales y comparte con el trigo el primer puesto entre los cereales.
- **Arveja:** Alverja, guisante, chícharo. Fruto en vaina de la arvejera.
- **Atún:** Tuna, bonito. Pescado marino de gran tamaño, de cuerpo fusiforme negro azulado en el lomo y blanquecino en el vientre, que efectúa migraciones y asciende por los ríos para desovar; su carne granulosa y seca es muy sabrosa.
- **Berenjena:** Alción, pepino morado, berinjuela. Planta y su fruto comestible, oval o alargado y carnoso, de distinto color según la variedad, del violeta oscuro al blanco.
- **Camarón:** Gamba, chacalín, quisquilla, cámaro. Pequeño crustáceo marino comestible.
- **Canela:** Corteza de varias plantas aromáticas, especialmente del canelo. Condimento en rama o en polvo para aromatizar dulces y otros manjares.

- Cebolla: Hortaliza de bulbo comestible y el bulbo de esa planta.
- Cebolla de verdeo: Cebolla china, cebolleta, cebolla en rama, cebolla junca, cebollita de Cambray, cebolla de almácigo.
- Cereza: Capuli, guinda, capullín. Fruto comestible del cerezo, drupa de color rojo.
- Ciruela: Cojote. Fruto del ciruelo, de piel amarillenta, verde, roja o morada y pulpa dorada y dulce.
- Comino: Kümmel. Cuminum cynimum, de las umbelíferas que comprende unas dos mil quinientas especies. Se puede usar entera o molida.
- Coriandro: Cilantro, culantro. Hierba aromática.
- Cúrcuma en polvo: Palillo, safran des indes, turmeric. Del árabe kurkum, azafrán, raíz procedente de la India, de la que se extrae una especia aromática que se parece al jengibre, huele como él y es algo amarga .
- Durazno: Melocotón, pérsico, fruto del duraznero. Árbol también llamado duraznero o melocotonero.
- Espárrago: Brote tierno, turión o yema de la esparraguera, de tallo blanco y cabezuela morada, que se utiliza como comestible delicado.
- Espinaca: Planta hortense de hojas radicales en roseta que se comen cocidas o crudas en ensalada.
- Estragón: Hierba de dragones, tarragón. Dragoncillo, hierba aromática usada como condimento.
- Frambuesa: Fruto comestible del frambueso, parecido a la zarzamora, compuesto por pequeñas drupas o frutitas carnosas con una sola semilla, de sabor agridulce.
- Frutilla: Fresa, madroncillo, morango. Especie de fresón originario de Chile.
- Harina: Polvo resultante de moler semillas de diversas legumbres, especialmente de trigo, centeno, cebada y maíz. Polvo procedente de algunos tubérculos y legumbres muy molidos.
- Jengibre: Kion, jenjibre. Planta de la India cuyo rizoma se usa como especia y en la elaboración de algunas bebidas como la cerveza de jengibre o ginger ale. Se la puede usar en reemplazo de la pimienta. Rizoma de esa planta.
- Laurel: Dafne. Planta cuyas hojas coriáceas se utilizan como aromatizante muy común en los platos populares como la salsa

de estofado.

• Levadura: Leudante. Polvo de hornear o levadura natural que se saca del hongo producido por la fermentación alcohólica de soluciones azucaradas o de masas harinosas .Hongo que se usa en la fermentación del vino o de la cerveza. Cualquier sustancia que hace fermentar la materia con la que se mezcla, especialmente la que se usa para leudar la masa de pan.

• Limón: Cintrón. Fruto del limonero, ovoide, de color amarillo pálido y de sabor ácido.

• Macarrón: Maccherone. Pasta de harina de trigo en forma de tubo más o menos delgado y largo.

• Maíz: Voz de los taínos de Haití. Cereal americano originario de América del Sur, cultivado por sus granos comestibles, ricos en almidón. Es uno de los cereales más cultivados en todo el mundo. Grano de esa planta.

• Mango: Voz indostaní, árbol de las regiones tropicales, de fruto en drupa, aromático y comestible. Fruto de este árbol.

• Manteca: Mantequilla, producto que se obtiene de la leche de vaca, batiéndola hasta que tome consistencia grasa y un color amarillento. Gordura de los animales, especialmente la del cerdo. Sustancia grasa de algunos frutos.

• Margarina: Manteca o mantequilla de origen vegetal.

• Melón: Planta de tallo tendido y grueso cuyo pesado fruto es una esfera grande, de pulpa jugosa y dulce, de color amarillento y su cáscara puede ir desde un verde muy claro a un verde brillante o a otro casi negro, liso o estriado. Fruto de esta planta que contiene muchas semillas o pepitas reunidas en su hueco central, y cuya carne es dulce , jugosa y muy apreciada.

• Merluza: Pescada. Pescado marino comestible, de carne sabrosa muy apreciada, abundante en el mar argentino. Se pesca activamente en todos los mares.

• Naranja: Fruto comestible del naranjo, de color amarillento rojizo, es decir, anaranjado, de pulpa en gajos, dulce y muy jugosa. Su forma es muy variada: redonda, achatada, ovalada, piriforme. Es el cítrico más difundido. Hay numerosas variedades que se reúnen en tres grupos: las navel, las sanguinas o rojizas y las normales o blancas.

• Nuez moscada: Macis. Especia originaria de las islas Molucas, fruto de la mirística, de forma ovoidea, con una almendra interior que se usa como condimento y con la que se aromatiza sobre todo el puré de papas.

• Orégano: Amáraco, mejorana, sampsuco. Hierba muy aromática de origen mediterráneo. Sus hojas pueden usarse tanto frescas como secas.

• Panqueque: Crepe. Tortilla muy fina de huevos, leche y harina.

• Papa: Patata. Voz quechua que designa un tubérculo comestible americano, muy difundido en todo el mundo, llamado en España, patata.

• Perejil: Parsley. Hierba muy perfumada, de agradable sabor y color verde, utilizada como condimento para aromatizar y dar sabor a diferentes preparaciones en el mundo entero. Petroselinum sativum.

• Pimienta: Pebre. Fruto del pimentero cuya semilla, redonda, aromática, ardiente, de sabor picante, se muele para utilizarla como condimento.

• Pimiento rojo: Ají, morrón, chile, chiltipiquín, chili, chiltoma, locolo, peperoncino. Planta herbácea americana con fruto hueco y lleno de semillas del cual hay muchas variedades: verde, rojo, amarillo o pajizo, largo, guindilla, dulce o morrón, choricero,

cerecilla, etc. En América se cultivan con preferencia las variedades picantes llamadas chiles o ajíes. Fruto de esta planta.

• Ricota: Cuajada, requesón, quesillo, majo. Queso fresco de origen italiano con 30% a 40% de materia grasa. Se obtiene de la cuajada de leche de vaca, cabra u oveja. Guarda la forma del molde. Tiene sabor ligeramente acidulado. Sirve para platos salados o dulces. También, ricotta.

• Romero: Rosemary, rosmarino. Hierba aromática oriunda del Mediterráneo, muy difundida en América y Europa. Se utilizan sus hojas, ya sea frescas o secas, enteras o molidas. Su sabor es intenso y sumamente característico.

• Salmón: Pescado comestible, emigrante, de río y mar, parecido a la trucha, de carne muy apreciada, que en el salmón de río es rosada y en el de mar es blanca.

• Tomate: Jitomate.   Planta y relativo fruto originaria de Perú. México fue el país que valorizó al máximo este ingrediente incluyéndolo en salsas y guisos. El uso en crudo fue posterior a la colonización española.

• Tomillo: Chascudo, satureja. Hierba de origen mediterráneo, es un arbusto silvestre de unos

40 cm de alto, muy difundido en la cocina europea. Es uno de los componentes del Bouquet garni (ramo de hierbas aromáticas). Existen muchas variedades de este, diferentes en su aspecto y aroma, tales como tomillo de limón, tomillo plateado, tomillo de naranja en flor, tomillo silvestre, tomillo verde de Jamaica, etc. El más utilizado es el tomillo común (en inglés garden thyme), Thymus vulgaris, de sabor intenso, se vende fresco o seco.

• Zanahoria: Azanoria, cenoura.
• Zapallito: Calabacín, zapallo italiano, hoco.
• Zapallo: Abóbora, auyama, ayote, calabaza, chayote, güicoy, pipiane, uyama. Aunque no es exactamente lo mismo que la calabaza, en algunos países es indistinto su uso.

OPERACIONES PARA OBTENER CORRESPONDENCIAS

Onzas a gramos ⟶ multiplicar la cantidad expresada en onzas por 28,3 para obtener la correspondencia en gramos.

Gramos a onzas ⟶ multiplicar la cantidad expresada en gramos por 0,0353 para obtener la correspondencia en onzas.

Libras a gramos ⟶ multiplicar la cantidad expresada en libras por 453,59 para obtener la correspondencia en gramos.

Libras a kilogramos ⟶ multiplicar la cantidad expresada en libras por 0,45 para obtener la correspondencia en kilogramos.

Onzas a mililitros ⟶ multiplicar la cantidad expresada en onzas por 30 para obtener la correspondencia en mililitros.

Tazas a litros ⟶ multiplicar la cantidad expresada en tazas por 0,24 para obtener la correspondencia en litros.

Pulgadas a centímetros ⟶ multiplicar la cantidad expresada en pulgadas por 2,54 para obtener la correspondencia en centímetros.

Centímetros a pulgadas ⟶ multiplicar la cantidad expresada en centímetros por 0,39 para obtener la correspondencia en pulgadas.

Índice